U0005363

走路的科學

間歇式健走教您正確有效的走路，
提高持久力、肌力、降三高！

能勢博　著

晨星出版

前言

儘管大家都知道「走路有益健康」，但卻少有人能夠明確地回答「要用什麼樣的速度走路」「要用什麼樣的頻率走路」「要走多久才適合」「會得到什麼樣的效果」等問題，這是爲什麼呢？

而本書，就是要來解答這些單純的問題。

這些答案的根據，就在於我們提倡「間歇式健走」後所累積下來的豐富科學證據。所謂的「間歇式健走」，就是自己覺得稍微吃力的快步走以及慢步走兩種速度，每三分鐘交替重複進行的一種走路方式。目前已經證明，只要一天走五組、每星期走四天以上，在持續訓練五個月後，體力最大可提升百分之二十（得到年輕十歲以上的體力），生活習慣病的症狀可改善百分之二十，憂鬱或關節痛的症狀也能改善百分之五十以上，而結果就是醫療費也能夠減少百分之二十的花費。

讀者們可能會覺得有些不可思議，爲什麼只需要透過這麼簡單的方法就能得到如此顯著的效果，而且爲什麼這種方法之前大家都不知道？其實一言以蔽之，就是因爲在我們進行研究之前，缺乏了相關的科學證據。

體力會隨著年齡增長而衰退，而近年來已逐漸發現，這種體力的衰退，其實就是引起包括生活習慣病在內之各種疾病的根本原因。因此，要預防這些疾病，最有效的方法就是提升體力。

而為了達到這個目的，最常推薦的方法是平時前往健身房等健身場所，利用跑步機或腳踏車測功器（健身車）等健身器材測量自己的體力，並根據測量結果，使用該器材一邊確認自己的負荷強度，一邊進行運動訓練。不過要實施這樣的訓練，只有在經濟上及時間上有餘力的人才有辦法。

另一方面，利用走路來增加體力的情況也適用相同的理論。不過，要如何確定個人的體力極限呢？要怎麼確定走路過程中的運動強度有超過一定程度的個人體力極限呢？還有，就算能測量出前面所說的數據，又要如何將這個有效的走路方式推廣給大眾呢？這些都是必須思考的課題。

針對這些課題，我們研究團隊開發出原創的攜帶型熱量測定儀及利用物聯網（IoT）的遠距離個別運動處方系統，在十餘年間以七千名以上中高齡者為對象，驗證為期五個月的「間歇式健走」之效果，成功累積了足夠的科學證據。在本書中，會詳細地介紹本團隊以此結果為軸心的相關研究。

本文的第1章將詳細解說我們所得到的科學證據，因爲我個人認爲，先行理解這些證據後，會提高對走路的動力也更容易獲得成果，不過如果讀者比較心急的話，也可以從第2章的實踐篇或第3章的應用篇開始讀起。

只要看過本書並開始進行間歇式健走的話，相信大家就能實際感受到與之前走路的不同，更進一步地發覺到隱藏在其中的無限可能性。

能勢博

二〇一九年十月

走路的科學 ◎目錄

第3章 讓「間歇式健走」更有成效的科學 135

第1章

所謂的體力是什麼呢？

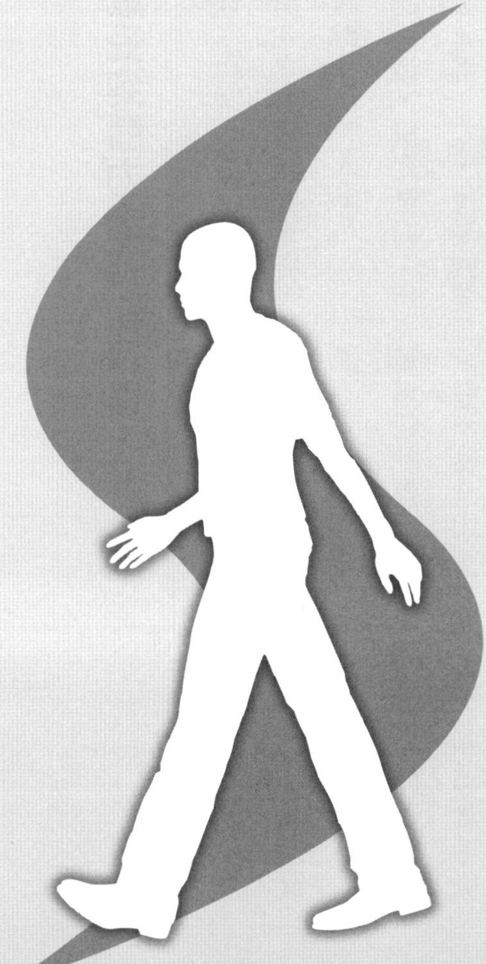

1-1 實際感受到體力增強的效果

不好意思，稍微提一點個人的私事。二〇一八年的三月，我從信州大學屆齡退休，由於年屆六十五歲才第一次離開「象牙塔」踏入外面的世界，我懷抱著不安與希望交雜的複雜心情，開始面對今後的人生。

大概是察覺到我的心情，研究室的工作人員爲我計畫了兼具「歡送會」性質的富士山登山活動。接續去年那一次，這是我第二次登上富士山，另外，還有想要實地研究運動生理學的五名體育相關科系學生一同參加。富士山因爲登山道路單調，容易分析出標高與生理反應之間的關係，且到達七合目（註：攀爬富士山時使用的段落量詞，從山腳到山頂共十合目。）以上的高度後可以體驗到明顯的低氧症狀，對學生來說應該是很好的體驗。結果，我們組成了男女老幼一共十五名的大型登山部隊。

登山計畫的內容是，前一天先在富士吉田路線標高二三〇〇公尺的五合目住宿一晚，第二天以富士山山頂爲目標，從五合目再往上攀登一四〇〇公尺。早上四點三十分開始登山，出發時頭上還必須戴著頭燈照向登山道路。大致上來說，雖說是集體登山活動，可是我知道我的體力是整個登山隊伍中最差的，而且我也不喜歡讓年輕人一直顧慮著我，所以我們決定以各自的步調自由登山。不過難得有機會和大家一起登山，所以又決定大家在十二點之前於山頂集合，拍攝紀念照後，再跟上山的時候一樣以各自的步調下山。

不出所料，沒多久我就被一群年輕人拋下，在七合目附近時只剩我一人，儘管沒有樹木少了一些風雅，但視野卻很棒，往上看彎彎曲曲的山道上一個人都沒有。因爲去年也有同樣的經驗，所以自己並沒有非常在意，不過爲了避免趕不上十二點的集合時間，也爲了不要遇到已經開始下山的年輕人們跟我擦身而過時鼓勵我說「老師加油，再一下子就到了」的窘狀，我還是奮力地打起最後一分精神向上攻頂。

總算在十一點三十分的時候，我抵達了山頂，至於那群年輕人們，早在三個小時之前就已經爬上山頂，期間還去山頂的火山口繞了一圈完成了「火山口巡禮」，午餐也已經吃完了。看他們一臉遊刃有餘的表情，就算被他們稱讚「老師您蠻拚的唷」，心情上還是有一點複雜。不過，在我心裡還是稍稍地有點得意，因爲我這一次比起去年，提早了三十分鐘就抵達山頂了。事實上，在決定富士山登山計畫之後的兩個月內，我為了登山，比平常增加了「間歇式健走」的頻率，也實際感受到了這麼做的效果。「間歇式健走」這個名詞聽起來或許有些陌生，不過這可以說就是本書要講的主題。

登山的速度，倚靠的是個人的耐力，而耐力的指標就是最大攝氧量。這次參加登山的所有人，其最大攝氧量與登頂所花費的時間，彼此之間都呈現漂亮的負相關。也就是說，由於我在登山前比平常更努力地進行了間歇式健走訓練，比起去年我花了七個半小時（四五〇分鐘）的登山時間，今年我縮短到七個小時（四二〇分鐘），所以我的體力等於增加了百分之七，以體力年齡來說相當於年輕了七歲，這一點可以在之後的圖1－4了解。

所謂的體力指的是什麼？能夠增強體力的「間歇式健走」又到底是怎麼回事？接下來將為各位解說。

1-2 所謂的體力是什麼？

說到體力，有些人可能會認為是讓人不會生病維持健康的能力，不過在運動生理學來說，體力其實指的就是「耐力」與「肌力」。這一點在運動生理學上是有歷史緣由的。運動生理學是爲了因應各種場合的需求而發展起來的學問，例如在礦山等嚴苛的環境下需要開發出能提高作業效率的對策，或者是爲了在奧林匹克運動會上取得更好的成績，所以必須開發出更適合的訓練方法。由於這些原因，所以才必須針對人的耐力與肌力分別進行考量。在走路運動中的「耐力」，是指能夠快速且長時間地步行到什麼程度；而「肌力」，則是走路途中能否輕鬆走完階梯或陡坡的影響要素。這裡要跟大家解說的，就是決定耐力與肌力的個別要素以及其相關的能量來源。

耐力

評斷耐力時，如果用汽車來比喻的話，就是要看車輛引擎的大小。由於引擎要燃燒汽油才能發動汽車，所以會利用其汽缸的體積大小來評斷引擎的能力，例如三千cc的跑車或是六百cc的輕型汽車就是這種情況。而人類無法像汽車一樣，所以是利用運動時肌肉在每單位時間最多能消耗多少氧氣量來評估其能力。舉例來說，如果是耐力競賽的頂尖運動員，每公斤體重的最大攝氧量爲七十毫升/分鐘以上，如果是有運動習慣的中高齡者則是三十五毫升/分鐘的程度，而若是高齡需照護者則會在十毫升／分鐘以下，幅度的範圍很廣。

運動時所消耗的氧氣來源，是肌肉細胞內被稱爲粒線體的胞器，在燃燒肌肉細胞內的葡萄糖和脂肪酸後，所生成的化學物質三磷酸腺苷（ＡＴＰ）。這個化學物質會作爲肌肉收縮時的直接能量使用，因此耐力強的人，指的就是粒線體在每單位時間能消耗大量氧氣的人。

此外，爲了能在粒線體中燃燒大量的葡萄糖和脂肪酸，必須快速地供給氧氣到肌肉內。因此耐力強的人，肺部等呼吸系統也會擁有良好的能力，能將大氣中的氧氣攝取到體內，同時還擁有能將氧氣搬運到肌肉的能力。換句話說，這種人的血液、心臟、血管等循環系統十分發達，且微血管的表面積也很大，讓血液中的氧氣能更容易進入到肌肉組織內。

這一連串的能力都可以用一個指標來表示，那就是「最大攝氧量」。這個指標在測定時有非常良好的再現性，如果是同一個人在相同條件下進行測定，幾乎不會出現每一公斤體重零點二毫升／分鐘以上的落差。這個機制的相關研究是運動生理學永遠的研究主題。

肌力

肌力在走路運動中，可以分爲肌收縮力及狹義的肌耐力。前者是爲了在突發狀況時能夠發揮爆發力來避開危險物，後者則是只要身體的心肺功能能夠供應肌肉所需的氧氣與能量來源，就可以用一定速度進行長時間步行的能力。

①肌收縮力

骨骼肌的最大肌收縮力與它的橫切面面積成比例，每一平方公分的面積能發揮二點五至三點五公斤的肌力。舉例來說，頂尖的舉重選手其股四頭肌的橫切面面積約爲一百五十平方公分，由此可推斷最大肌力有可能發揮到五百二十五公斤。

不過舉重所用到的肌肉與走路等耐力型運動所用到的肌肉，其構成的肌纖維種類是不同的。前者稱爲快縮肌，後者則稱爲慢縮肌。構成快縮肌的肌纖維較粗，收縮速度快但容易疲勞。相反地，構成慢縮肌的肌纖維則較細，收縮速度慢但不容易疲勞。

細節在後面還會說明，不過簡單地說，快縮肌以不會使用到氧氣的代謝系統爲主（無氧代謝系統：利用此系統進行的運動稱爲無氧運動），因爲僅含有少量的紅色粒線體，所以肌肉呈現白色；另一方面，慢縮肌則以使用氧氣的代謝系統爲主（有氧代謝系統：利用此系統進行的運動稱爲有氧運動），因爲含有大量的粒線體所以呈現紅色。

也因爲這個原因，動作迅速的雞隻其肌肉是白色的，動作遲緩的牛隻其肌肉就是紅色的；棲息在近海地區的比目魚魚肉是白色的，而屬於迴游魚類的鮪魚魚肉就是紅色的。至於人類則不屬於前兩類，爲混合的類型。

在走路運動中，肌肉的收縮速度並不需要那麼快，而且進行的時間也較爲漫長，經常會長達好幾十分鐘，所以慢縮肌扮演的角色更爲重要。

②肌耐力

所謂肌耐力，是指能夠持續進行一定強度運動的能力。只要能供應足夠的氧氣給肌肉中的粒線體，提供能量來源（燃料）的話，肌肉就能無限制地持續運動，這一點是運動生理學中一般會有的想法。

不過，這個能量來源在最大攝氧量百分之五十以下的相對運動強度中，醣類與脂質的比例爲四比六，再往上的話，能量來源中醣類所占的比例會與運動強度成正比逐漸升高，當運動強度爲百分之六十時，醣類與脂質的比例會變成六比四，到了最大運

$$C_6H_{12}O_6 + 6O_2 \rightarrow 6CO_2 + 6H_2O$$

葡萄糖是構成肝醣的基本單位，其化學反應式如上，而

$$514.5\ (L) \div 22.4\ (L/mol) = 約23.0\ (mol)$$

↑ 1 mol氧氣的體積（標準狀態）

每消耗1分子的葡萄糖，就會用到6分子的氧氣，

反之，23.0（mol）的氧氣被用掉時，會有23.0（mol）÷ 6＝3.83（mol）的葡萄糖被消耗，於是，

$$180\ (g/mol) \times 3.83\ (mol) = 約689\ (g)$$

圖1-1　馬拉松過程中葡萄糖（肝醣）消耗量之計算

動強度時，則幾乎全部都是醣類。

馬拉松選手因爲全程都以最高氧氣消耗量百分之七十以上的運動強度在跑步，所以需要的能量來源幾乎全都是醣類，也就是體內所累積的肝醣。頂尖運動員體內的肝醣貯存量大約爲肝臟內一百公克、肌肉中五百公克，合計六百公克。因此肝醣使用殆盡的話，在欠缺燃料與耐力的情況下，就難以持續進行運動。舉例來說，一位體重七十公斤、最大攝氧量爲七十毫升／公斤／分鐘的馬拉松選手，當他以百分之七十的運動強度花費兩個半小時（一百五十分鐘）跑完四十二點一九五公里時，整個比賽過程的氧氣消耗量爲五十一萬四千五百毫升。這個時候，若假設全程使用的能量來源皆爲肝醣並依照圖

１－１進行計算，則肝醣的總消耗量約爲六百八十九公克。換句話說，將貯存於體內的肝醣竭盡全力地利用後，跑步的極限距離就是四十二點一九五公里。像這樣，馬拉松競賽的距離是在沒有外部能量（醣類）供給的情況下人類大致上能跑完的最長距離，這眞是一件非常有趣的事。

另一方面，如果是沒有進行相關訓練的一般中高齡者，若以其耐力與肌力來推定其體內的肝醣貯存量，則大約是頂尖運動員的一半左右，所以不管這些人再怎麼努力，也只能跑馬拉松選手一半的距離。

1 3 運動時的能量來源

運動開始時，最先發生的就是肌肉收縮，這時候所需要的能量是從哪裡供給的呢？肌肉收縮時直接利用到的能量是由ＡＴＰ供給的，但體內貯存的ＡＴＰ量極爲稀少，在運動開始後五至六秒就會枯竭，所以如果要繼續運動更長的時間，就必須隨時生成ＡＴＰ並持續供給才行。

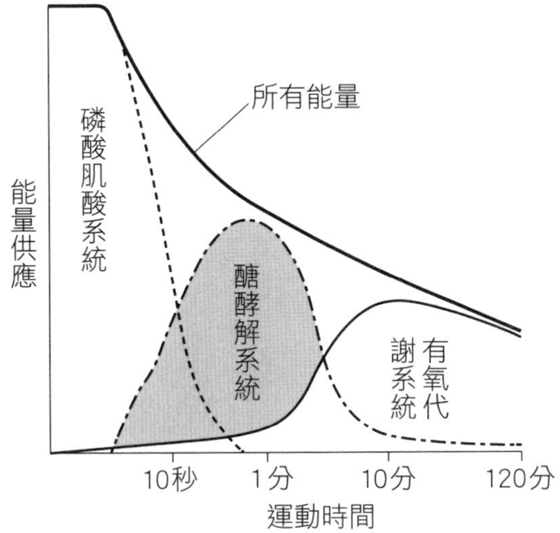

圖1-2　運動時的能量供應系統

最初為磷酸肌酸系統，接下來透過醣酵解系統進行無氧性的能量供應。若是長時間的運動，則是由有氧代謝系統來供應能量。

如圖1－2所示，一開始作用的是名爲「磷酸肌酸系統」的代謝系統，該系統就如同油電混合動力車的電池一樣，在肌肉收縮時會快速供應能量給肌肉，以避免ATP不敷使用。然而肌肉內磷酸肌酸的貯存量並沒有那麼多，所以在五至十秒後肌肉內所有的磷酸肌酸就已經被消耗掉。

附帶說明一下，使用這種代謝系統的運動，除了先前說的舉重之外，還有一百公尺短跑、跳水、跳台滑雪、美式足球中的衝刺等運動。

當體內貯存的ATP全部被磷酸肌酸系統使用完畢後，接下來負責立刻供應能量的代謝系統爲「醣酵解系統」（無氧代謝系統）。這個系統會在不消耗氧氣的情況下，將貯存在肌肉之內、構成肝醣的葡萄糖成分代謝成為乳酸。醣酵解系統的特徵在於，其產生ＡＴＰ的速度是接下來會說明的有氧代謝系統的二點五倍，因此能夠供應能量給快速的肌肉收縮運動。這也是為什麼在運動開始階段及高強度運動中，身體會利用此系統作為能量供應來源。

不過每一分子葡萄糖（一莫耳）的ＡＴＰ產生效率，與有氧代謝系統相比極低，僅為十六分之一，而且所產生的乳酸中的氫離子（H^+），在肌肉細胞內會妨礙肌肉收縮以及引起肌肉疼痛。再加上釋放到血液中的氫離子會引起呼吸亢進，也就是造成呼吸急促，因此，在使用最大肌力的運動當中，透過醣酵解系統所供應的能量在三十至四十秒後就會達到極限。

在這樣的過程中，雖然乳酸中氫離子的作用就是所謂的疲勞物質，但剩下來的乳酸離子還可在接下來敘述的有氧運動中作為能量來源被再度利用，相關細節請參考【專欄１】之內容。

附帶說明，使用這種代謝系統的體育運動，包括田徑賽中的二百至四百公尺賽跑、棒球中的跑壘、籃球、冰上曲棍球中的衝刺、網球、一百公尺游泳競賽、足球等運動員本身覺得「吃力」並且會持續十秒鐘至數分鐘的運動。

接下來，運動開始後只要經過一分鐘以上，就輪到有氧代謝系統出場了。為什麼這個代謝系統需要花費那麼久的時間才會開始作用呢？這是因為生物體必須花時間來啓動相關的呼吸系統與循環系統，才有辦法因應肌肉活動時的氧氣需求程度。

在一般的走路運動中都是利用有氧代謝系統來供應能量。在利用這種代謝系統的運動中，會使用醣類、脂肪和蛋白質作爲能量來源，而若相對時間較短的運動，則只會使用到醣類和脂肪。只要這些能量來源尚未枯竭，能夠持續供應氧氣，運動就能無限地持續下去。

另一方面，這個系統產生ＡＴＰ的速度與醣酵解系統相比低了百分之四十，因此在快速爬樓梯這一類需要ＡＴＰ急速供應但又會持續一段時間的運動中，就需要前述的醣酵解系統同時協助。如此一來，體內會產生乳酸，導致氣喘吁吁與肌肉疼痛，然後運動就難以繼續下去。

至於會用到此代謝系統的體育運動，則有一萬公尺溜冰競賽、馬拉松賽跑、越野滑雪比賽、慢跑、走路運動等。

總而言之，我們的身體會根據走路的速度、運動強度以及持續時間，適當地調整能量來源來作爲因應。

$$CH_3CH(OH)COOH \rightarrow$$
（乳酸：Lactic Acid）

$$CH_3CH(OH)COO^- + H^+$$
（乳酸根離子：Lactate ion）　（氫離子）

圖1-3　乳酸在水溶液中之解離

最近在媒體上經常會看到用十分意外的態度在談論「乳酸並不是疲勞物質」的觀點，因此先就此來稍微解說一下。如圖1－3所示，乳酸屬於弱酸，在水溶液中，部分會解離為乳酸根離子及氫離子（H^+）。這個氫離子會降低讓細胞內pH值下降的酵素活性，妨礙肌肉收縮。另外，氫離子會透過分布在肌細胞表面的接受器（稱為傷害感受器）讓身體感受到疼痛。因此在高強度的運動中，由於有大量乳酸的產生，會使得運動無法繼續下去。

另一方面，剩下來的乳酸根離子，透過存在於細胞表面的轉運體移動到細胞外之後，會再度被作為能量來源使用。過去都將這個代謝系統稱為科里循環，認為在骨骼肌所產生的乳酸經由血流運送到肝臟，並在肝臟重新生成葡萄糖。不過最近則是發現，肌肉收縮所產生的乳酸根離子不只是在肝臟，在前文所述的有氧代謝系統發達的心臟之心肌纖維或是骨骼肌中的慢縮肌纖維中，也能有效地作為能量來源再度被利用。這種被稱之為乳酸穿梭的理論似乎正逐漸廣為人知，並從這樣的結果，推測出讓媒體大為騷動的「乳酸並不是疲勞物質」之論點。

先不論這個推論正確與否，但至少就（會讓氫離子累積的）吃力運動來說，應該還是可以說「雖然乳酸根離子不是疲勞物質，但從乳酸中與乳酸根離子一起產生的氫離子的確是疲勞物質」。順帶一提，這個時候所產生的氫離子主要會與血液中的鹽基（重碳酸離子或氨等）結合，在肺部會以二氧化碳（CO_2）、腎臟則以銨離子（NH_4^+）的形式排出體外。

1-4 一旦體力衰退就容易得到生活習慣病!?

我想讀者之中，應該有不少人曾實際感受到最近「變得很容易疲勞」「不能再勉強自己的身體」這一類體力衰退的感覺，或者是傾訴自己「去做健康檢查發現自己身體有毛病」。在這裡就來說明一下體力隨著年齡增長產生的變化，還有可能會併發相關的生活習慣病。

年齡增長出現的體力變化

如圖1-4所示，身體的耐力會在二十歲前後達到巔峰，在三十歲以後，年齡每增加十歲就下降百分之五至十（男女之間會有性別差異）。實際上，就在本書第1章所提到的富士山登山活動中，如果將不同年齡的十五名參加者其最大攝氧量依照此圖繪製的話，各個參加者的落點位置也可排列出體力隨著年齡增長而衰退的曲線。

這種體力隨著年齡增長而衰退的現象，原因並非只是生活上運動不足所導致，而

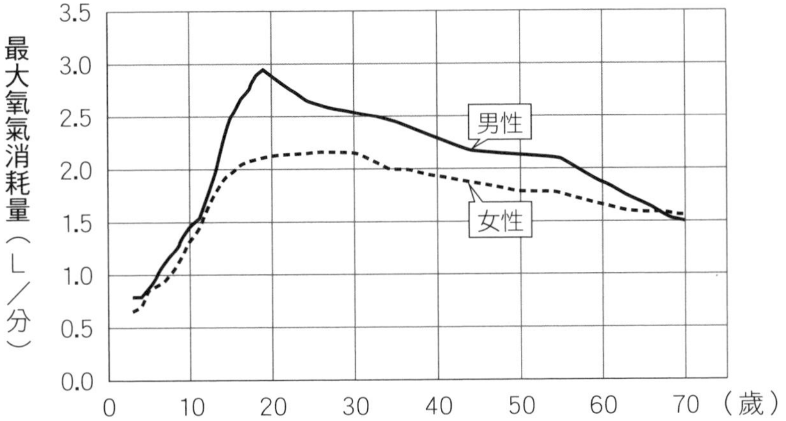

圖1-4　最大攝氧量隨年齡增長產生的變化

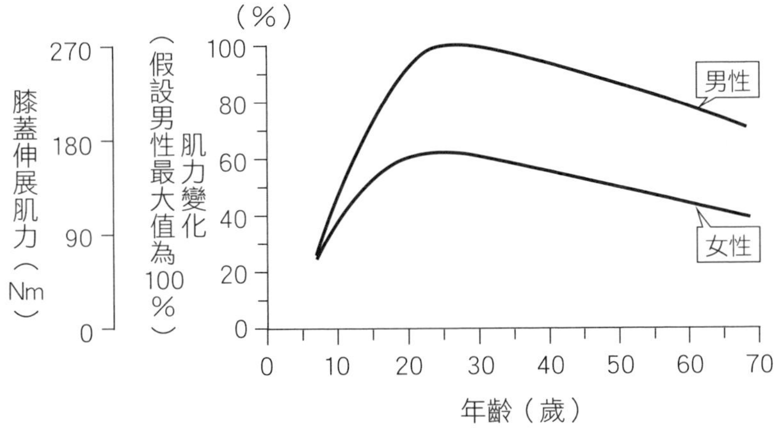

圖1-5　膝蓋伸展肌力隨年齡增長產生的變化

是如圖1－5所示，年齡增長其實是肌力衰退的主要原因。這種情況稱為老年性肌少症（Sarcopenia），其發生的機制就和頭髮會變白、肌膚會出現皺紋一樣，也就是所謂老化基因惹的禍，屬於老化現象之一。

體力與生活習慣病的關係

圖1－6表示的是不同年齡層之日常生活活動量與醫療費之間的關係。考量到日常生活活動量與體力成比例的情況，體力的衰退曲線與不同年齡層之醫療費有明顯的相關性。此外，體力如果低於二十多歲時的百分之三十以下，就會進入需要照護的狀態，也就是無法自己獨自沐浴、自行前往廁所的情況。因此，不只是高血壓、糖尿病或肥胖等生活習慣病，甚至是認知障礙或癌症，這些中老年特有疾病的根本原因，很可能都與老年性肌少症所伴隨的體力衰退有關。

最近則有學者指出，這個機制可能如圖1－7所示，與體力衰退造成的「慢性發炎」有關。或許大家會覺得「慢性發炎」這個名詞有點陌生，舉例來說，感冒時的喉嚨痛、傷口被細菌感染時的化膿現象、身體局部腫起、出現疼痛或發熱等反應，這些反應都是有異物從外部入侵體內時，身體為了給它們迎頭痛擊，想要把它們趕出去而

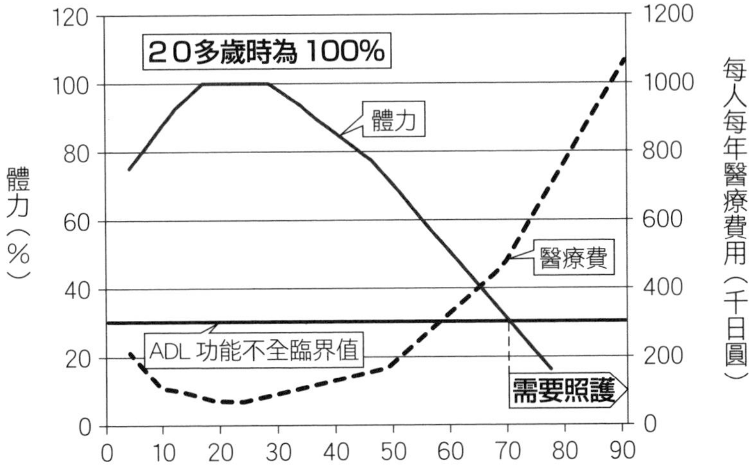

日本厚生勞動省，2016 年

圖1-6　年齡、體力（身體活動量）與醫療費之關係

ADL是Activities of Daily Living，日常生活活動。

出現的反應，在醫學上稱爲「炎症反應」。

特別有趣的地方就是，即使沒有異物從外部入侵體內，運動不足或肥胖等會引起體力衰退的生活習慣仍會誘發炎症反應。只是這類炎症反應的程度非常輕微，極少會出現疼痛或發熱現象，所以幾乎沒有人會發現，然而這仍舊是一種很確實的全身性反應。

當這種炎症反應特別發生在脂肪細胞時就可能引起糖尿病；若發生在免疫細胞並影響到血管內皮細胞時，就可能導致動脈硬化或高血壓；若發生在腦細胞的話，可能造

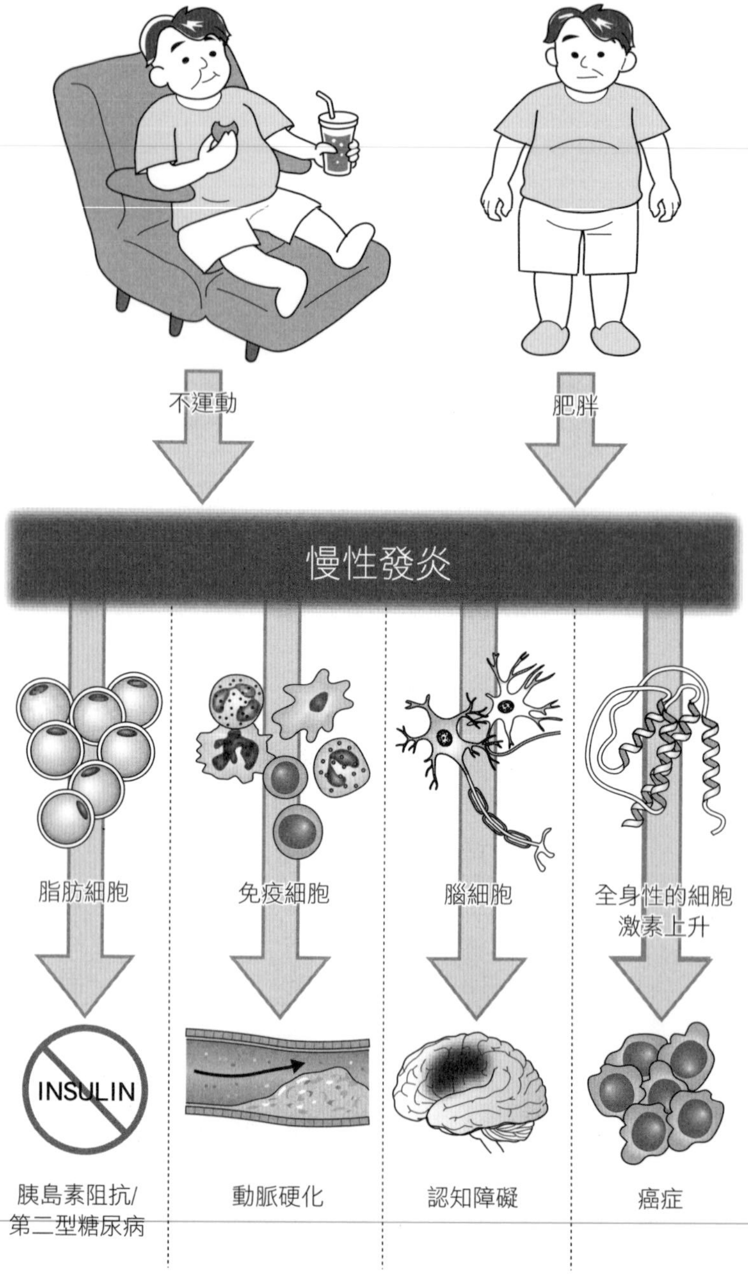

圖1-7　運動不足與肥胖會在體內引起慢性發炎反應，而這就是生活習慣病及其他老年性疾病的根本原因。

成認知障礙或憂鬱症；這種炎症反應分泌的細胞激素，甚至還可能波及到癌症抑制基因而造成癌症發生。

在現代醫學中，糖尿病、高血壓、認知障礙、憂鬱症、癌症等疾病，也就是所謂中高齡者特有疾病的治療，一般都是由專科醫師投以適當的藥物，但若根據這個理論，這種治療方式只能說是對症療法，治標不治本而已。只要一停止用藥，症狀又會重新出現，其原因在於沒有將慢性發炎停止下來。結果，病人一輩子都必須吃藥吃不停，然後這些藥物總有一天會發揮不了效用，於是又只能長期服用另一種藥物。

那麼，爲什麼體力衰退會引起炎症反應呢？關於這一點，目前認爲原因之一就在於粒線體功能會隨著年齡增長而劣化。前面曾說過，粒線體可以用汽車的引擎來比喻。引擎燃燒汽油來產生讓車子行駛的動力，而粒線體也是燃燒葡萄糖和脂肪酸來產生讓細胞存活的能量。然而，就像汽車引擎一旦因爲老舊而發生不完全燃燒時就會排放出廢氣一樣，粒線體也會因爲衰老而產生出活性氧這樣的代謝廢物。這種活性氧會傷害細胞或組織，讓它們在受到刺激後發生炎症反應。

也就是說，一旦肌力隨著年齡增長而衰退的話，首先肌肉內的粒腺體功能會劣化，接下來就會因肌力衰退而讓人覺得懶得運動，導致肌肉以外的內臟器官代謝能力也隨之下降，使得全身的粒腺體功能都變差。結果就是全身性地產生活性氧，造成慢性發炎，導致生活習慣病的發生。

那麼到底該怎麼辦才能避免這種情況呢？答案很簡單，就是不要輸給老年性肌少症，透過運動訓練增加自己的體力就可以了。接下來，就來針對這一點進行解說。

15 運動訓練提升耐力的機制

運動的指標「最大攝氧量」

圖1－8能幫助大家更直觀地了解提升耐力的機制。根據生理學的菲克原理，氧氣消耗量可以利用圖b的公式計算出來。

在這裡的氧氣消耗量VO_2，是指每分鐘有多少毫升的氧氣能夠在體內被燃燒的指標。心跳數HR是每分鐘心臟跳動的次數。C_aO_2為動脈血中氧氣含有量，代表從心臟

每分鐘心臟輸出之血液量＝
心跳數（次／分鐘）× 每次心跳輸出量（毫升／次）

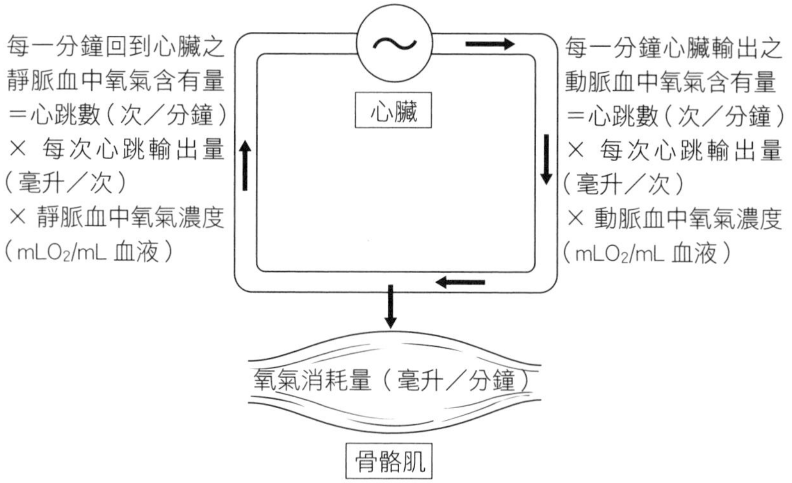
每一分鐘回到心臟之
靜脈血中氧氣含有量
＝心跳數（次／分鐘）
× 每次心跳輸出量
（毫升／次）
× 靜脈血中氧氣濃度
（mLO2/mL 血液）
心臟
每一分鐘心臟輸出之
動脈血中氧氣含有量
＝心跳數（次／分鐘）
× 每次心跳輸出量
（毫升／次）
× 動脈血中氧氣濃度
（mLO2/mL 血液）
氧氣消耗量（毫升／分鐘）
骨骼肌

圖1-8a　菲克（Fick）原理

VO_2（毫升／分鐘）＝ HR（次／分鐘）×SV（mL 血液／次）
×〔C_aO_2（mLO_2/mL 血液）－ C_vO_2（mLO_2/mL 血液）〕

VO_2：氧氣消耗量
HR：心跳數
SV：每次心跳輸出量
C_aO_2：每 1 毫升動脈血中氧氣含有量
C_vO_2：每 1 毫升靜脈血中氧氣含有量

圖1-8b　氧氣消耗量之計算公式

輸出的動脈血中，每一毫升中所溶解的氧氣量。C_vO_2 爲靜脈血中氧氣含有量，代表回到心臟的靜脈血中，每一毫升中所溶解的氧氣量。（$C_aO_2 - C_vO_2$）稱爲動靜脈血含氧差。

年齡愈大HR的最大值就會愈低。SV也就是心臟的大小，是決定最大攝氧量的重要因素，這一點在後面還會說明。

C_aO_2 主要受到肺臟功能與動脈血中血紅素的濃度左右，C_vO_2 則是受到肌肉中氧氣的「抽出速度」（氧氣抽出率）、也就是粒線體對氧氣的利用速度所影響。

在這些決定最大攝氧量的數個因子中哪一個因子最爲重要，目前爲止已進行過多項研究。

首先，或許讀者們第一個浮現出來的是應該是肺功能吧，但結果並非如此。健康人士肺臟與血液的接觸面積原本就大約有半個網球場那麼大，雖然經過運動訓練可以讓面積多少增大一些，但幾乎不會對最大攝氧量造成明顯的影響。

接下來，讀者們可能會覺得那是不是動脈血中的血紅素濃度呢？的確，血紅素愈高，每單位體積的血液就能溶解更多的氧氣（C_aO_2），所以最大攝氧量是有增加的可能性。但是動脈血中的血紅素濃度最多也只能生理性地增加百分之十左右，同樣不會

	一般人	耐力運動之運動員	Δ%
最大攝氧量（L／分鐘）	3.3	5.2	+58
最大心跳數（次／分鐘）	190	180	-5
單次心跳輸出量（mL／次）	120	180	+50
動靜脈血含氧差（mL/100mL）	14.5	16.0	+10

表1-1　運動鍛鍊者（耐力型運動之運動員）與非運動鍛鍊者（一般人）在最大攝氧量方面之差異與其原因

造成多大的影響。

那麼結果到底哪一個才是決定最大攝氧量的最重要因子呢？表1－1是以年輕人爲對象，比較一般人與耐力型運動的運動員之間最大攝氧量的各個決定因子。與一般人相比，運動員的最大心跳數低了百分之五，動靜脈血含氧差則僅相差百分之十，並不算太大。相對地，單次心跳輸出量則是高了百分之五十，有極明顯的差異（表1－1的Δ意指變化量）。這就能夠說明，兩者之間最大攝氧量相差的百分之五十八，其中有百分之八十以上是源自於單次心跳輸出量的差異。而這是因爲運動員與一般人相比，心臟長得比較大。這個「心臟長得比較大」的形容，正確來說，應該是在心動週期中的舒張期

（心肌放鬆的時候）時，心臟有更多的血液。

不過，這並不表示只要心臟長得夠大就能讓最大攝氧量增加。舉例來說，即使人為地讓心臟變大，增加肌肉的血流量，但只要肌肉內的氧氣「抽出速度」沒有加速，沒有被肌肉利用到的氧氣也只會留在血液裡，高濃度血氧的血液最後還是會被運回心臟。在表1－1中，運動員與一般人之間的動靜脈血含氧差雖然差距不大，但這就表示當心臟輸出血液量增加後，運動員的肌肉內氧氣抽出速度有加速的情況。

相反地，不論肌肉內的氧氣抽出速度有多快，若肌肉的血流量沒有增加，導致供應給肌肉的氧氣量也沒有增加的話，就無法充分發揮這個功能。

儘管如此，如果真要問哪一個才是最大攝氧量增加最重要的「決定因子」，答案應該還是單次心跳輸出量。這一點其實是人類這種站立運動的生物特有的現象，接下來會進行說明。

心臟的位置與單次心跳輸出量

圖1－9是人類與狗的血液量分布圖。狗在站立的時候，血液量有百分之七十位在高於心臟的位置，因此血液會因為靜水壓（重力）自然地回到心臟。另一方面，人

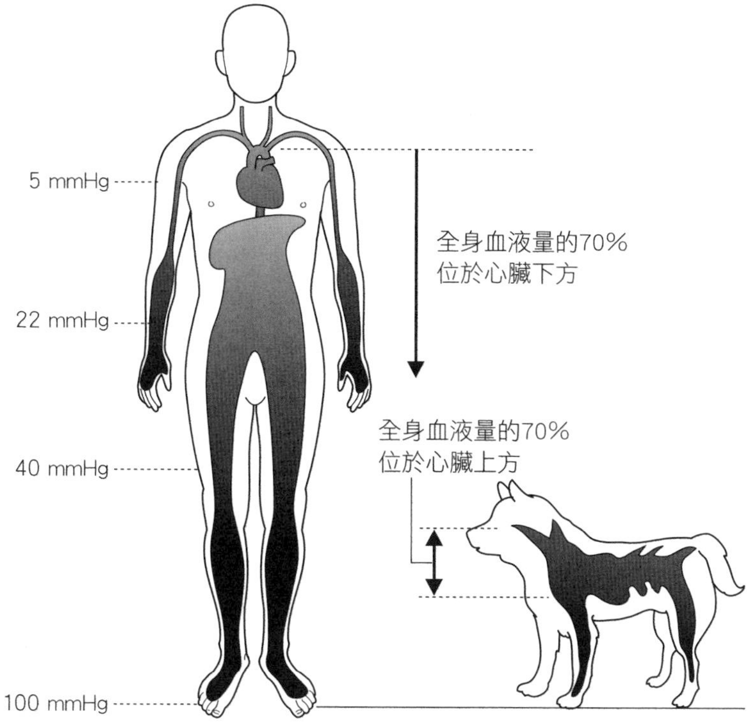

圖1-9　人類與狗血液量分布之不同

類的血液量則是有百分之七十位在心臟下方的位置。

如果血管是如同鋼管一樣不會伸縮的剛性物體，那麼從心臟輸出的血液就會等量地直接回到心臟裡；然而，實際上血管卻是如同橡皮一般柔軟的黏彈性物體，因此在靜水壓（重力）的作用下，血液會積存在血管內，這個性質在靜脈血管特別明顯。例如當我們把前臂放在低於心臟的位置時，前臂的靜脈會浮出來，但若高舉的話就會消失了，這一點讀者們只要試著做做看應該都不難理解。同樣的現象也會發生在我們站立時低於心臟位置的血管床，造成了站立姿勢時，回流到心臟的血液量會減少。

另一方面，心臟擁有一種特性，那就是雖然可以將回流到心臟的血液輸出，但對於沒有回流的血液則無法輸出。舉例來說，讀者想要抽出自家的井水所以打算去購買抽水幫浦，這個時候店員應該會詢問井的深度以及建築物的高度，井愈深或建築物愈高，所需要的幫浦馬力就必須愈強，其中前者稱爲幫浦的前負荷，後者稱爲後負荷。

先不說後負荷，心臟與一般幫浦不一樣的地方就在於，前負荷，也就是井水的水面低於心臟的位置時，是無法輸出血液的。換句話說，心臟並不能像幫浦一樣將血液吸上來。

另一方面，井水的水面比心臟高時，心臟輸出的血液會與其高度成比例。因此心臟還有一個特性，那就是如果末梢血液大量回流到心臟的話，單次心跳輸出量也會增加（心臟的法蘭克－史達林定律〈Frank-Starling Law〉）。也就是說，這個單次心跳輸出量，會與心動週期中舒張期時心臟壁所受到的正壓之靜水壓成比例。然後，在這個情況下讓心臟壁伸展的程度愈大，下一次的心臟收縮期心臟就愈能強力收縮輸出血液。

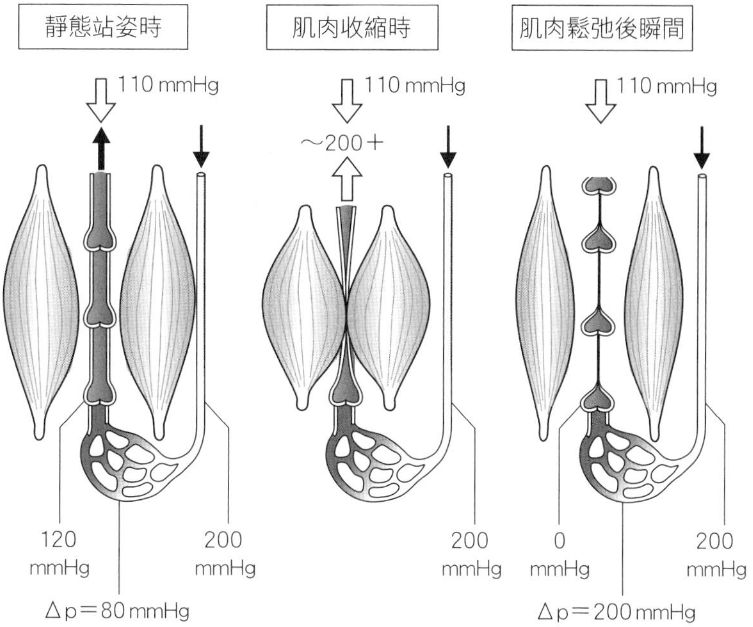

圖1-10　運動時肌肉幫浦作用增加血液量的機制

靜態站姿、肌肉收縮以及肌肉鬆弛後瞬間下肢末梢之動脈壓與靜脈壓的關係。110mmHg是站立姿勢時下肢靜脈承受的靜水壓。Δp表示血壓之差距。

運動與肌肉之血流量及血液量

那麼，運動時是透過什麼方式讓血液量能夠持續大量地回流到心臟呢？答案就是肌肉幫浦作用。

請看圖1－10。在靜態站姿時，下肢末梢的靜脈壓爲一百二十毫米汞柱（mmHg），與右心房之間的靜水壓差爲一百一十毫米汞柱，相較之下高了十毫米汞柱，因此靜脈瓣被打開，血液往心臟緩慢地回流（圖1－10左圖）。

接下來，下肢肌肉收縮壓迫靜脈壁時，內壓會上升到二百毫米汞柱，比與右心房之間的靜水壓差一百一十毫米汞柱還高，高出的九十毫米汞柱成為驅動力，讓末梢血液急速地往右心房回流（圖1－10中間圖）。

於是當肌肉鬆弛時，靜脈內因爲沒有血液的存在，其血壓差距達到二百毫米汞柱之高，血液又會勢頭強勁地流入靜脈，等靜脈壓超過一百一十毫米汞柱後，靜脈瓣再打開，讓血液流回心臟（圖1－10右圖）。

如前所述，如果想要增加回流到心臟的血液量，需要透過肌肉收縮力的幫忙。我在念國中時曾在朝會時昏倒，很可能就是因爲身高在青春期時急速增長，心臟位置愈來愈高，肌肉卻沒有隨之變得發達，導致無法維持單次心跳輸出量，引起低血壓造成昏厥。

接著再請看看圖1－11。該圖以年輕人爲對象，顯示出最大攝氧量與血液量的關係，可以看到兩者之間呈現高度正相關。一般來說，血液量爲體重的百分之七，或是十三分之一，但這是指沒有運動習慣的人；在最大攝氧量較高的受試者身上則可以達到百分之十。另外，圖中虛線所表示的是兩名受試者在經過三星期的耐力型運動訓練

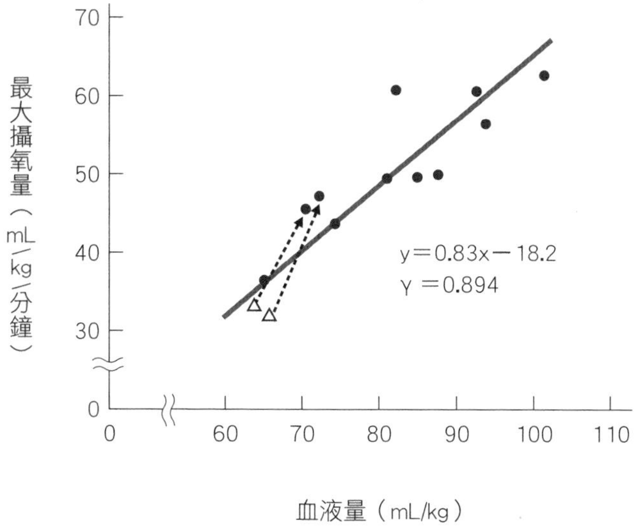

圖1-11　總循環血液量與最大攝氧量的關係

兩名受試者在經過三星期的腳踏車運動訓練之前（△）與之後（●）的數值變化以虛線表示。

後，其最大攝氧量與血液增加量的關係。經過訓練後，兩名受試者平均的血液量增加百分之十一，且最大攝氧量增加了百分之四十。其中最有趣的是，訓練後所增加的血液量是來自於血漿量的增加而非紅血球（三星期以來紅血球量並未增加所推測出的結論）。由於全身血液量有百分之七十會積存在靜脈血管內，因此運動時透過肌肉幫浦作用讓回流到心臟的血液量增加，並且單次心跳輸出量也同時增加，其結果就是讓最高氧氣消耗量也增加。

關於耐力型運動訓練造成血液

量增加的機制，目前有多種學說。例如有一種學說認爲乳酸閾値（血中乳酸濃度開始增加的運動強度）以上強度的運動負荷，會引起名爲腎素－血管收縮素－醛固酮系統（Renin-Angiotensin-Aldosterone System, RAAS）的荷爾蒙活性化，當其作用在腎臟時，會促進鈉離子積存在體內，於是讓細胞外液量增多，進而讓血液量增加。另有學說認爲乳酸閾値以上的運動負荷會促進血漿蛋白質之一的白蛋白在肝臟合成（這一點在後面還會說明），它可以造成水分從間質進入血管內，讓血漿量增加。或者還有學說認爲，乳酸閾値以上的運動負荷會使血管壁變得更加柔軟，血液也更容易積存在血管內。

綜合以上的學說，我們可以知道當我們進行乳酸閾値以上負荷的耐力型運動訓練時，會造成血液量及單次心跳輸出量的增加，再搭配肌肉內加快對氧氣的利用速度，最大攝氧量也會隨之增加。

除了前述的運動訓練讓血液量增加後能提升最大攝氧量，其實這還能改善我們人體的體溫調節功能。這有一點類似汽車引擎與水箱的關係，下一節會稍微詳細地進行解說。

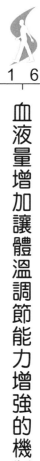

16 血液量增加讓體溫調節能力增強的機制

這裡將針對血液量與體溫調節之相關機制進行解說，由於內容中可能會出現一些比較難的專業用語，讀者們也可以先跳過此節，之後再來閱讀。

人體具有為了預防中暑的神奇系統

爲什麼血漿量增加後，皮膚血流量和排汗量會增多呢？若以一句話來說明原因，那就是因爲人類是以站立姿勢生活的生物。如同前文所述，人類採取站立姿勢時，因爲受到重力的影響，血液會積存在下半身的靜脈。而一旦體溫上升，皮膚血管就會擴張，讓更多血液留在下半身，結果導致血液無法回到心臟，單次心跳輸出量下降，如果此時心跳數沒有爲補償而增加，就會讓心輸出量減少，血壓下降，腦部血流減少，最嚴重的情況下還可能暈厥。這種「熱暈厥」是中暑之中最常出現的症狀。若大量流汗讓血液量減少的話，會加速這種症狀出現。

為了防止這種情況，身體會透過心臟壁的伸展程度持續監測回流到心臟的血液量（心肺感壓接受器：位於心臟之心房壁，能對壓力變化產生反應之感壓接受器），並將信號隨時傳送到延髓（位於頭蓋骨後部與頸椎之接合部位附近）的血管運動中樞。另一方面，血管運動中樞也會收到來自上方的體溫調節中樞傳出信號：在體溫上升時要擴張皮膚血管。

如果血管運動中樞接受體溫調節中樞的指示，動脈血壓就會下降。另一方面，因為接收到心肺感壓接受器的資訊（因為血壓準備要下降了），而決定要抑制皮膚血管擴張的話，又會因散熱機制無法作用而讓體溫升高。在遇到這種進退兩難的情況時，身體會如何解決呢？

結果就是，血管運動中樞還是會以維持血壓為優先。其理由在於，若皮膚血管持續擴張的話，人體可能會瞬間暈厥危及生命；但即使體溫上升，還有充裕的時間可以避免人體陷入危及性命的情況，所以大腦才做出這樣的判斷。於是，血管運動中樞會透過部分的交感神經發出抑制血管擴張的信號。不過，即使維持住當下的血壓，卻因為體溫還在持續上升，所以遲早會演變成中暑中最嚴重的熱射病。一旦發生這種狀況，就可能會導致運動麻痺等神經症狀，最嚴重時甚至可能致命。

相對於此，如果血液量十分充足的話，即使因爲體溫升高，皮膚血管多少有些擴張，回到心臟的血液量仍維持在一定的程度上，血管運動中樞就不會陷入應該調節體溫還是調節血壓的窘境。而結果就是隨著體溫上升的比例，身體能夠持續增加皮膚血流量來持續散發體熱。

此外，皮膚血液量持續增加的話，汗腺就能持續獲得血液供給的水分及電解質原料。解剖學上皮膚微血管包覆著汗腺細胞分布，水分被動地從血管經由靜水壓梯度輸送到汗腺的間質內。而移動到間質內的電解質，汗腺細胞會消耗能量，主動地將移動至間質內的電解質分泌至由汗腺細胞包圍住的空間（腺腔），這樣一來，腺腔內與間質之間產生電解質的濃度差（滲透壓梯度），於是水分進行移動，形成汗液。也就是說，汗液並非由血管被動式地直接滲出，而是在汗腺細胞的努力「作用」下才分泌出去的。然而，只要皮膚血流無法供應汗液的原料，汗腺細胞就無法發揮功能。

那麼，這個皮膚血流調節系統的有趣之處就在於它的前饋控制系統（Feedforward Control System）。一般動脈血壓的調節是以回饋系統在進行的，也就是位在頸動脈、主動脈弓（以心臟爲起點延伸出來的動脈會先往上延伸，形成上行大動脈，接下來再彎曲成爲下行大動脈向下延伸，其彎曲部分即爲主動脈弓）的感壓接受器，會監測動脈血壓並將信號傳送到延髓的血管運動中樞，如果血壓下降的話，就會讓心跳數上升、末梢血管收縮，藉此維持動脈血壓的系統。

另一方面，人類皮膚血流的調節，是透過心肺感壓接受器監測回到心臟的血液量，然後間接地調節動脈血壓來進行。換句話說，由於回到心臟的血液量會在下一次的搏動送出到身體，因此當其增加（或減少）時，如果包含皮膚血管在內的全身血管收縮狀態（全身血管阻力）是固定的，就會直接反映在動脈壓的上升（下降）上。這就表示，身體會事先「預測」血壓的變化，然後以比血流更快速的神經活動進行信號傳導，早一步調節皮膚血管的收縮狀態，這是多麼「聰明」的系統啊！

演化與體溫調節

這種神經活動以往都被稱爲「主動性皮膚血管『擴張』神經」，但在過去一直沒有人成功確定這個神經活動（所謂主動性是指當神經興奮時皮膚血管就會擴張）。不過最近我們發現在部分的交感神經中，有些神經活動會與食道溫度（腦溫）成比例地出現興奮現象，另外，這種興奮現象會在心臟壁伸展時亢進，並在心臟壁伸展程度減弱時受到抑制。甚至，我們還發現了這個神經活動與皮膚血管的擴張呈現漂亮的比例關係。

這種「主動性皮膚血管『擴張』神經」除了出現在人類身上，不存在於其他如老鼠之類的四足動物體內。在牠們的身上，皮膚血管的調節是藉由交感神經中之「主動性皮膚血管『收縮』神經」進行的。也就是說，在體溫偏低的狀態下，這個收縮神經活動會亢進，皮膚血管收縮，抑制體熱散發出去；而在體溫偏高的狀態時，收縮神經活動則會受到抑制，促進體熱的散發。讀者們對這種交感神經作用應該很熟悉吧！大家在日常生活中應該經常會有這種經驗，寒冷的時候臉部會沒有血色，憤怒的時候太陽穴上會青筋突起，這些現象就是「主動性皮膚血管『收縮』神經」興奮時所引起的。

這種「主動性皮膚血管『收縮』神經」在人類身上也確實存在，除了臉部之外，例如手掌、腳心等處的皮膚血管就受到這個神經支配，而剩下的軀幹部位，當暴露在寒冷環境下時讓皮膚血管收縮的也是這個神經。不過當身體暴露在溫暖的環境下，體溫上升到一定程度並且皮膚血流大幅度地增加時，就是由「主動性皮膚血管『擴張』神經」來負責進行皮膚血流的調節了。

爲什麼「主動性皮膚血管『擴張』神經」在人類身上會特別地發達呢？我認爲很可能與人類在演化過程中所獲得的優秀體溫調節反應及人類是直立雙足步行的動物有關。

舉例來說，人類的皮膚血流量每分鐘最大可以達到三至五公升，這樣大量的血流量足以與人類處在舒適環境且安靜狀態下心臟輸出的血流量（心輸出量）匹敵了。也因此皮膚血管只要稍微擴張，就會改變全身的血流分布，而這樣增加的心輸出量若是無法得到補償，就會造成血壓下降。附帶說明一下，大白鼠也可以藉由擴張尾巴的皮膚血管來調節體溫，但此時的皮膚血流量最多僅占了安靜時心輸出量的百分之二十而已。換句話說，人類的皮膚血流量與其他四足動物相比是如此驚人，所以才會與血壓調節發生互相競爭的現象。

再來，人類特殊的地方還有汗腺特別發達。人類的汗腺全身上下約有三百萬個，每個汗腺為四十微克，因此所有的汗腺加起來有一百二十公克，相當於一個腎臟的重量。如果這些汗腺全部都活動起來，一小時之內就可以分泌一點五至三公升的汗水。在地球上，只有人類這種動物能利用這麼大量的汗水來調節體溫。

那麼，為什麼人類會獲得如此優秀的體溫調節功能呢？人類在五百萬年前誕生於非洲大陸，並學會伸直雙足步行。根據某本書籍的內容，其原因可能是為了將居住區域從叢林移往大草原。也就是說，人類將叢林這個利用狩獵等手段獲取糧食的場所，與家族可以安全生活的居住區域分開了，而這就導致必須將糧食從叢林帶回到居住區域。爲此，人類的前足逐漸演化，最後成爲可以伸直雙足步行的動物。然後，當時的非洲大陸環境想必是十分溫暖的，於是身體表面覆蓋的羽毛退化，演化出利用大量的皮膚血流量和排汗量來調節體溫的優秀功能。這項功能在以狩獵（運動）維持生存的生活中是非常必要的。

不過，大量的皮膚血流量在人類以雙足步行的時候，會因爲重力讓血液積存在下肢，造成血液難以回流到心臟。再者，大量排汗所造成的血液量減少，還會讓效果加速，最後會導致動脈血壓下降，讓人變得難以再直立身體及用雙足步行。或許就是在這種情況下，人類爲了在血壓與體溫調節之間得到平衡點，所以才演變出透過心肺感壓接受器來作用的「主動性皮膚血管『擴張』神經」系統。

另一方面，不只人類，還有許多生物種都擁有的「主動性皮膚血管『收縮』神經」，則廣泛分布在皮膚及其他臟器上，作用是將動脈血壓調節在一定的程度之上。只不過，這種神經的特性是，不論所支配的臟器是哪個，當血壓下降時，神經活動就會亢進造成血管收縮，血壓上升時神經活動就會受到抑制讓血管打開，作用的方向幾乎都是固定的，目的就是爲了維持血壓。

而「主動性皮膚血管『擴張』神經」的特性，則是在人類體溫調節反應的演化過程中以「附加」方式得到的，是透過與原本交感神經完全不同的系統附加而來。也就是說，爲了擁有優秀的體溫調節反應，必須要有一個特化出來的調節功能。實際上，這種神經雖然對於分布在心臟和肺臟的心肺感壓接受器會產生反應，但對於會刺激「主動性皮膚血管『收縮』神經」、位在頸動脈和主動脈弓等部位的感壓接受器則不會產生反應。

從上述內容，我們可以得知「只要能透過運動來增加血漿量，就有助於加強體溫調節功能預防中暑」，這其實是受到了人類誕生以來五百萬年演化史的影響。

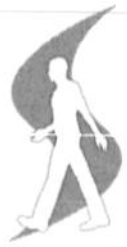

17 不論從幾歲開始都有可能增強體力

一天走一萬步可以提升體力嗎？

我個人猜想，大部分的讀者應該都覺得只要自己可以一天走一萬步，應該就可以提升體力（肌力和耐力）了吧！不過，這一點是眞的嗎？於是我們決定親自來確定這件事。活動的詳細情形大家可以參考【附錄 1】，不過因爲這是一個很重要的實驗，所以容我在這裡簡單介紹一下原委。

在距今二十多年的一九九七年，當時松本市執行了一項計畫，那就是以中高齡者爲對象推廣走路運動的「松本市熟年體育大學」。執行計畫的原因在於一九九八年就要舉行的長野冬季奧運。當時的市長有賀正先生（已故）發現市民對於體育運動深感興趣，於是一聲令下，決定「用走路來促進市民健康」。剛好信州大學當時也以奧運爲契機開設了運動醫學的課程，市長在得知我要前往赴任後，委託我協助該計畫的進行。

在體育大學裡，爲了驗證「每天都走一萬步會產生什麼效果？」，我們選定一百名參加者，每人配發一個計步器，請他們將每天的走路步數記錄在日記上，爲期一年。然後每個月一次，在市立體育館內舉辦活動，請參加者繳回日記，由市府職員將步行紀錄輸入電腦。這項作業十分繁雜，眞的要感謝當時松本市的職員大力協助這項辛苦的工作。而呈現的結果也十分令人讚嘆，參加者中有三分之一的人幾乎每天都有走一萬步，且還持續了一整年，讓人覺得眞不愧是以認眞爲座右銘的信州人啊！然後，在歷經三年湊足一百人份的數據後，我們開始驗證一日走一萬步的效果。

驗證的結果顯示，雖然可以發現參加者的血壓的確有稍微下降一些，血液也變得清澈，但體力並沒有顯著上升。現在回想起來，其體力沒有提升的部分，還有血壓或血液成分的改善也不算得到滿意的效果，結論甚至可以說參加者的努力根本沒有得到應有的回報。

因爲這樣的結果，我們針對運動處方重新查閱了美國運動醫學會的指南，結果發現內容提到，一般人平時所進行的一天一萬步活動，在步行的時候「運動強度」過低。那麼，適合這些參加者的運動強度到底要多強呢？接下來將針對這一點進行說明。

提升體力訓練法的國際標準

① 增加耐力的訓練

耐力訓練運動處方的基本國際標準，首先就是測量個人的最大攝氧量。有些讀者應該也有過相關的經驗。測量的方式有很多，例如若使用腳踏車測功器，就會在安靜三分鐘之後，以六十瓦特三分鐘、一百二十瓦特三分鐘的方式逐漸增加負荷量，然後再測量其最大運動強度時的氧氣消耗量最大值。不過這種方式要配合受試者的體力，調整負荷強度的階段性增加量，還有該強度的運動持續時間。

①目標強度之氧氣消耗量＝（最大攝氧量－安靜時之氧氣消耗量）×0.6＋安靜時的氧氣消耗量

②訓練時的目標心跳數 ＝（最大心跳數－安靜時之心跳數 ）×0.6＋安靜時之心跳數

③最大心跳數 ＝220－年齡

圖1-12　決定訓練目標時使用的計算公式

我以受試者的身分第一次被測定最大攝氧量的時候，在達到最高負荷強度的當下還覺得「我不會就這樣死翹翹了吧」，當時眞的非常吃力，完全符合大家常說的感覺心臟跟肺臟都要從嘴巴跳出來了的誇飾法。這種測試方式就是要這樣逼出受試者體力的極限，因此爲了防止在測試過程中出現心肌梗塞或腦出血等意外，除了要隨時監測受試者的心電圖與血壓，盡力防止意外發生外，最好也要事先預備發生不測時該採取的緊急應變措施。

接下來，就可以利用圖1－12①的公式求出訓練時的目標強度了。

也就是說，以後在健身房使用健身器材進行訓練時，與此目標氧氣消耗量相當的運動強度就是最適合的訓練強度。而運動強度之強弱，在腳踏車測功器是用瓦特來表示，在跑步機則是用跑步速度的公尺／分鐘表示。

那麼爲什麼公式裡會用到零點六這個數値呢？因爲此

數值與之前提到的血中乳酸濃度開始增加的運動強度（乳酸閾值）幾乎是一致的。換句話說，這個時候就是運動強度上升，而供應給肌肉的氧氣卻跟不上，於是肌肉中能量產生的方式就由有氧代謝系統轉爲醣酵解系統（無氧代謝系統），而這正是耐力訓練的目標。

不過要眞的把這個程度的運動作爲目標，非常需要有豐富的經驗。也就是說，即使長時間進行這個程度以下的運動，也不會讓最大攝氧量顯著增加，相反地，一旦進行高於此程度的高強度運動，又會讓人喘不過氣並引發肌肉疼痛。這一點對運動訓練動機強烈的頂尖運動員來說或許還可以接受，但對於一般人來講，就成了讓人無法持續長時間運動的重大原因了。大家可以回想一下自己快速爬樓梯的時候，是不是會在樓梯間的平台上把手撐著膝蓋氣喘吁吁，有時還甚至會有想吐的感覺，這全都是因爲血中濃度過高的乳酸氫離子造成的。

若是在無法使用腳踏車測功器或跑步機的田徑場，一般會利用心率監測計來設定訓練的目標運動強度。這個目標心跳數，是過去使用呼氣氣體分析儀測定出最大攝氧量，再訂出各個運動強度對應的心跳數，然後再利用圖1－12的公式②計算出來的。讀者若是過去不曾有機會測過自己的最大心跳數，也可以利用圖1－12的公式③（最大心跳數＝220－年齡）計算出來。目前也有許多跑步愛好者在使用應用此公式的手錶型心率計。

若是沒有心率監測計，一般也可以如表1－2所示利用運動自覺強度的方法來進行。也就是說，在進行最吃力的運動時爲「非常吃力」，分數二十分；安靜時爲六分；而十三至十四分的程度也就是感到「稍微吃力」的運動即爲目標強度。如果選用這個標準，因爲不需要使用任何工具所以自然比較省錢，不過缺點就是和心率監測計相比，準確度較低而且也不容易留下紀錄。

但這裡有個重點，那就是對於沒有運動習慣的中高齡者來說，就算沒有特地去騎腳踏車或跑步來運動，只要透過「走路」就能充分達到個人訓練強度的目標了。舉個例子，各位讀者可以想像一下自己快要趕不上公車的時候，快

伯格指數	感覺
6	
7	非常輕鬆
8	
9	很輕鬆
10	
11	輕鬆
12	
13	稍微吃力
14	
15	吃力
16	
17	很吃力
18	
19	非常吃力
20	

表1-2　運動自覺量表（伯格指數）

速走向巴士站的狀態。那個時候是不是心臟跳得很快、氣喘吁吁，還會湧起一股「乾脆等下一班公車好了」的想法？然後再回想一下，如果運氣好趕上公車的話，是不是會一邊拉著吊環一邊喘氣，然後拿起手帕擦掉額頭上的汗水呢？而這個程度，就是耐力訓練強度的目標了。

而目前已經證明，這種「不論是哪種運動型態」、以達到個人最大攝氧量百分之六十為目標強度的運動，在每天三十分鐘、每星期三至四天、持續執行三至六個月後，最大攝氧量與初期數值相比會提高百分之十至二十，並且「與年齡、性別及初期體力無關」。

這種提高最大攝氧量的機制，一言以蔽之，就是因為氧氣從肺部運往肌肉的運送能力得到了改善。這個決定最大攝氧量能否提升的重要因素，就如同先前所述，只要心臟功能有提升，末梢肌肉組織對於氧氣的利用速度就會加快。更進一步，心臟功能提升後所伴隨的血液量增加，也正如先前1－6節所說的，會讓排汗更容易，強化身體耐熱的能力。另外，末梢肌肉組織消耗氧氣的速度增快後，會提高基礎代謝量讓體溫上升，也可以讓身體更耐寒，而且還有燃燒脂肪的作用，在減重上的效果也十分值得期待。

② 增加肌力的訓練

肌力訓練的最初期也要從測定個人的最大肌力開始。一般肌力訓練的方法，是找出最多只能舉起（收縮）一次肌肉的負荷強度（one repetition maximum，最大肌力，1RM），然後針對某個肌肉（群）給予該強度百分之八十的負荷，以一天八次共三組、每星期進行三天爲標準。雖然訓練的效果會根據初期數值有所不同，不過在進行二至三個月的訓練後，不論是幾歲的人，其肌肉收縮力與初期數值相比都會增加百分之十至二十。這個時候有三點必須特別注意，每個訓練日之間一定要間隔一天以上作爲休息日、每星期不要超過三天、還有不要一個人獨自進行，以防止訓練過度。不要一個人單獨進行的理由，在於本人覺得自己情況特別好的那一天，很容易會做太多訓練過頭，所以最好有朋友或教練等能夠客觀觀察的人，才能避免訓練過度。

實際上，肌力的增加會受到負荷強度與反覆次數的影響，負荷強度愈高反覆次數愈少，會讓快縮肌的肌纖維變粗，肌收縮力增加。反之，負荷強度愈低反覆次數愈多，會鍛鍊到慢縮肌的肌纖維，讓肌耐力增加。因此在進行訓練的時候，可以配合不同體育競技項目的需求來下功夫。舉例來說，如果是想要像健美人士一樣把肌肉變大的人，就可以選擇負荷強度高、反覆次數少的訓練方式；而如果是進行登山或馬拉松等運動想要鍛鍊肌耐力的人，則可以選擇負荷強度低、反覆次數多的訓練方式。而前段所介紹的肌力訓練方式又是屬於哪一種呢？其實算是讓快縮肌纖維變粗，讓肌肉肥大的標準程序。

肌力訓練讓肌力增加的機制可以分爲兩種因子，分別爲局部性和全身性因子。局部性因子爲經由位於肌肉表面的機械性接受器（mechanoreceptor），刺激肌纖維的合成。另一方面，全身性因子則是肌肉收縮後所產生的乳酸等物質會降低細胞內的pH值，讓位於肌肉表面的接受器（傷害接受器）受到刺激，然後這個資訊傳達到腦內後，腦部會分泌促進生長激素、雄性荷爾蒙等蛋白質合成的荷爾蒙（蛋白質同化荷爾蒙）。受惠於這個全身性因子的作用，即使只有進行下半身的運動，上半身的肌力也會一起提升。更進一步地，在肌肉以外的組織，例如皮膚組織，也會出現「回復青春」的效果。

因此按照這個理論，只要進行會讓乳酸分泌程度的運動，也就是運動者本身覺得「稍微吃力」的運動，就可以讓肌肉肥大。接下來，容我再介紹幾則能驗證這個想法的研究成果。

③ 中高齡者不需明確區分前兩種訓練方法

前面曾經說過，如果想要分別增強耐力和肌力，都會配合目標選擇適合的訓練方法。不過我們認為那種建議和訓練方式，主要是針對年輕人，或者是以成為頂尖運動員為目標的人而考量出來的。

首先，請大家先看一下圖1－13。該圖所表示的是，將中老年男性（平均年齡六十五歲）分為對照組（沒有做任何事）、肌力訓練組和耐力訓練組後，歷經五個月的試驗所測定到的最大攝氧量及最大膝蓋伸展肌力。肌力訓練組進行的訓練為利用膝蓋伸展肌力1RM的百分之六十至八十之強度，進行一天二至三組、每組八次、每星期三天共為期五個月的訓練。另一組耐力訓練組則是利用腳踏車測功器為運動器材，以最大攝氧量的百分之六十至八十為負荷，進行一天六十分鐘、每星期三天共為期五個月的訓練。

試驗結果中特別值得關注的是，即使是以強化「膝蓋伸展肌力」為目的的肌力訓練也會讓「最大攝氧量」增加，而即使是以增加最大攝氧量為目的的耐力訓練，也同樣會讓「膝蓋伸展肌力」獲得強化。此外，增加的程度在兩種訓練之間也沒有很大的差異。換句話說，這些結果顯示出要讓中高齡者的體力增加，不論是肌力訓練還是耐力訓練，兩者都十分有效。

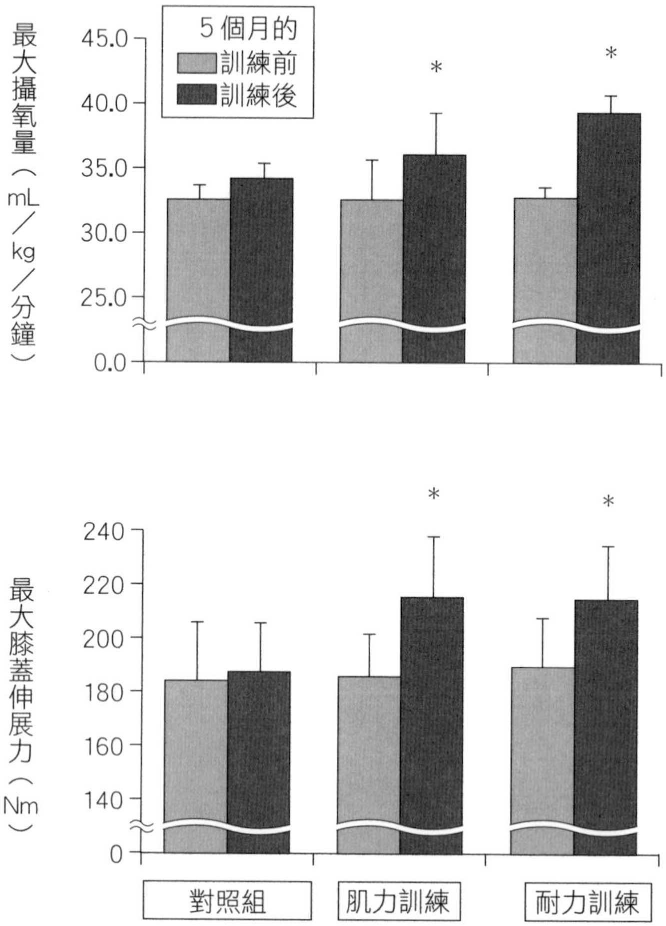

圖1-13 以中老年男性為對象進行為期5個月的肌力訓練（8名）、耐力訓練（8名）後，對最大攝氧量及最大膝蓋伸展力產生的效果。不論是哪種訓練都得到相同的效果。

＊：表示在P＜0.05之顯著水準下，與訓練前相比具有統計學上的顯著差異。垂直誤差線表示在標準誤差之範圍內平均值的變動範圍。

爲什麼會有這樣的結果呢？在年輕人身上，通常會對以舉重或短跑爲目標的選手實施肌力訓練，對以馬拉松或越野滑雪爲目標的選手實施耐力訓練，兩者之間有明確的區別。那爲什麼針對中高齡者的訓練卻不用像這樣區分開來呢？

關於這一點我們的看法如下。中高齡者的最大攝氧量之所以會下降，主要是由於年齡增長讓大腿肌力和其他肌肉的肌力下降而引起的，因此只要能透過訓練來改善肌力，最大攝氧量也會成比例地上升。另外，肌肉肥大之後肌肉幫浦的能力也會得到改善，讓運動時回流到心臟的血液增加，單次心跳輸出量也會增加，於是最大攝氧量也就增加了。

這個實驗證實，也就是後面會提到的間歇式健走，證明了耐力訓練的確是增加肌力的隱藏機制。

為什麼利用健身器材進行訓練的方式無法普及？

前面曾經說過，隨著年齡增長而出現的體力衰退，是造成生活習慣病等中高齡者特有疾病的原因。因此利用健身器材進行耐力和肌力訓練，照理說應該更加推廣給中高齡者才對。

可是即使是在崇尚以健身器材運動的美國，在必須運動的族群當中也只有百分之十五的人採用這種方式。雖然日本也有好幾個專業機構，但實施這種運動處方的人也不超過百分之五。理由非常簡單，那就是要花費的費用太多了。

根據在於，如表1－3所示，以一百名會員爲對象的健身房，就要斥資二千萬日圓購買運動訓練所需的健身器材，經營一年的成本也超過二千六百萬日圓以上。再來就是訓練所需的場地，至少要有二百平方公尺以上。因此，如果想要以「完全依據國際標準」的方式來進行訓練的話，以最低的標準來算，每個會員至少需要花費三十萬日圓以上的年費。這筆會費對於部分經濟充裕的人來說或許不成問題，但以一般老百姓來說，門檻就太高了。於是我們開始努力思考，想要開發出更便宜且適合更多人的訓練方法來增加體力。

訓練器材	數量（台）	單價（日圓）	小計（日圓）	所需地板面積（平方公尺）
腳踏車測功器	50	200,000	10,000,000	150
臥式腿部彎舉訓練機	5	150,000	750,000	15
腿部伸展訓練機	5	150,000	750,000	15
等長性肌力測試儀	2	1,000,000	2,000,000	6
呼氣氣體分析儀	2	3,000,000	6,000,000	6
相關電腦	1	1,400,000	1,400,000	10
合計			20,900,000	202

表1-3a　訓練用器材的初期投資

	人數（人）或次數（次）或時間（小時）	單價（日圓）	顧客人數（人）	小計（日圓）
血液檢查	3	3,000	100	900,000
*健身教練（兼職）人事費	200	1,000	100	20,000,000
行政事務、通訊費用	3	500	100	150,000
資料分析人事費用	1			5,000,000
合計				26,050,000

表1-3b　健身房一年之營運費用

＊教練人事費的計算根據：假設對一位顧客進行1小時／天、4天／星期、為期一年的訓練（200小時／年／人），若該教練之人事費為1000日圓／小時的話，100名顧客所需的費用為一年20,000,000日圓。

第2章
有效的走路方法「間歇式健走」是什麼？

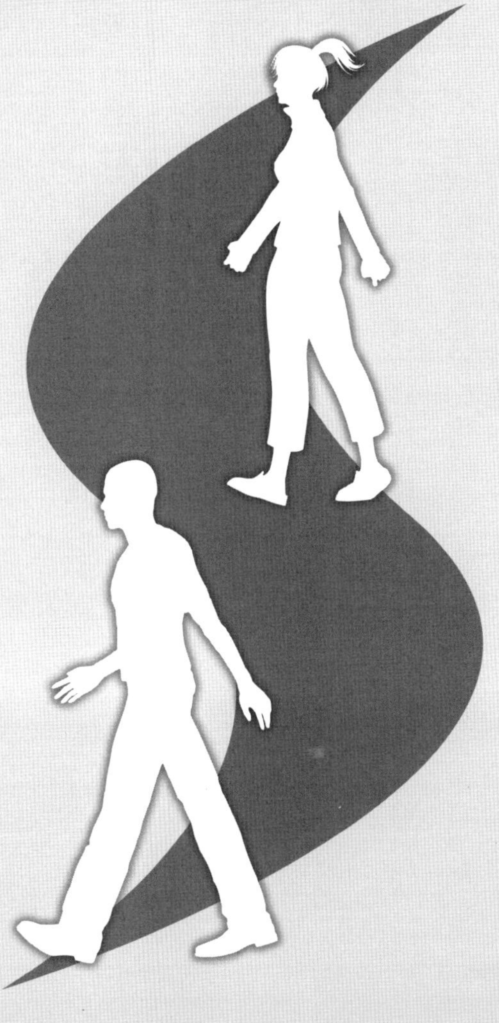

21 想要增加體力，用走路就很足夠了！

誠如前文所述，只要去所謂的健身房測定體力，根據其結果製作出耐力與肌力的訓練計畫並施行的話，就可以得到應有的效果，這一點已在科學上獲得證實。

不過爲了做到這一點，必須每星期去三至四天健身房，將自己的訓練成績記錄下來，且必須定期檢討訓練效果，再根據其成效修訂運動計畫的內容。要確實做到這一點，只靠自己十分困難，所以也必須接受教練的指導。然後，教練如果要讓自己精通這方面的知識，也需要投資自我，去大學或專門學校接受相關的教育，健身房也必須考慮到這一點支付相應的人事費用。結果，想要持續去健身房，就必須如前述所說，支出一筆不小的會費。

那難道就沒有比較「庶民」一點、能夠輕鬆提升體力的運動計畫嗎？我們的研究團隊爲了解決這個課題，在歷經十餘年的相關研究後，發現無需使用健身器材的「間歇式健走訓練」就可以得到明顯的效果。利用這個方法，即使是在通勤或購物途中都能進行，也不需準備特別的健身器材或運動服，是極為簡單的運動方式。間歇式健走訓練，是利用運動者本身最大攝氧量百分之七十以上的快步走與百分之四十以下的緩慢步伐，各走三分鐘並反覆為之，如此簡單，因此任何人都能輕鬆做到。稍後會針對詳細的「做法」進行說明，至於「開發的經過」和「細節」，大家可以參考【附錄2－5】，這裡僅針對提升體力的效果加以敘述。

我們將二百四十六名中高齡者分為三組，分別為對照組、一天一萬步組及間歇式健走組，並各自進行為期五個月的觀察。其中對照組維持過去的生活方式；一天一萬步組請他們以一天走一萬步、目標是每星期走四天以上；間歇式健走組則以一天三十分鐘以上、每星期走四天以上為目標執行間歇式健走。

在五個月的觀察期間，一天一萬步組的執行程度為平均一星期走四天半，一天的步行時間為六十四分鐘，共走一萬零一百三十五步。間歇式健走組則是平均一星期走四天半，一天的步行時間為五十二分鐘，其中快步走三十三分鐘、慢步走十九分鐘。另外，間歇式健走組執行訓練的日子裡，平均每天的步數為八千五百二十步，約為一天一萬步組的百分之八十四。

圖2－1所示為各組人員在訓練後的肌力與耐力變化。在間歇式健走組中，膝蓋

伸展肌力（大腿前側的肌力）上升百分之十三、膝蓋彎曲肌力（大腿後側的肌力）上升百分之十七、最大攝氧量增加百分之十，相當於體力年齡年輕了十歲。另一方面，一天一萬步組的體力幾乎沒有增加，與對照組一模一樣。出現這種結果的原因就在於，間歇式健走組的快步走相當於個人最大攝氧量百分之七十以上的運動強度，而一天一萬步組中的走路則只相當於最大攝氧量百分之四十以下的運動強度。也就是說，這個結果再度證明身體必須做出產生乳酸、感到稍微吃力的運動，體力才會開始提升。

我們也再度發現，間歇式健走訓練這種不需要使用健身器材、適合大部分中高齡者的運動，在隨著運動者體力增加的同時，的確能改善生活習慣病等因爲年齡增長而出現的疾病症狀。接下來就來說明這一點。

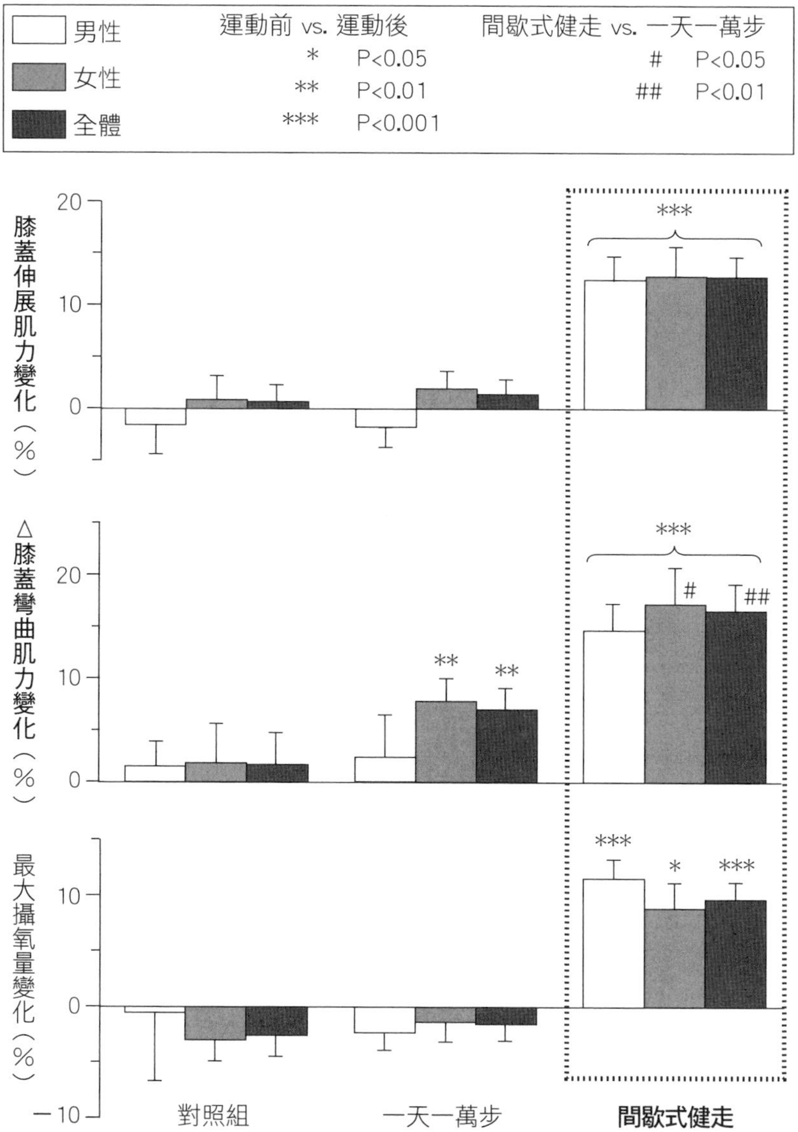

圖2-1　中高齡者（男性60名、女性186名）分為對照組、一天一萬步組與間歇式健走組，進行為期5個月的觀察。

＊、＊＊、＊＊＊：表示與訓練前相比具有統計學上之顯著差異。

＃、＃＃：表示與一天一萬步組相比具有統計學上之顯著差異。垂直誤差線表示在標準誤差之範圍內平均值的變動範圍。

2-2 增加體力可以改善因年齡增長而出現的症狀

①改善生活習慣病

圖2-2表示的是前述實驗中受試者的血壓變化。間歇式健走組的血壓收縮壓下降了十毫米汞柱，舒張壓則是下降了五毫米汞柱。其中舒張壓下降五毫米汞柱的結果代表了在今後的五年間發生心肌梗塞、腦出血等循環系統疾病的機率下降了百分之四十。另一方面，一天一萬步組的血壓則是沒有表現出明顯的下降情形。結果顯示間歇式健走而增加的體力，可以讓高血壓的症狀得到明顯改善。

在爲這個結果感到歡欣的同時，我們也著手驗證了間歇式健走是否能夠更進一步地對糖尿病或肥胖等其他生活習慣病具有改善效果。我們利用圖2-3的指標來判定生活習慣病是否得到改善，也就是說，我們以高血壓、高血糖、肥胖症、血脂異常症

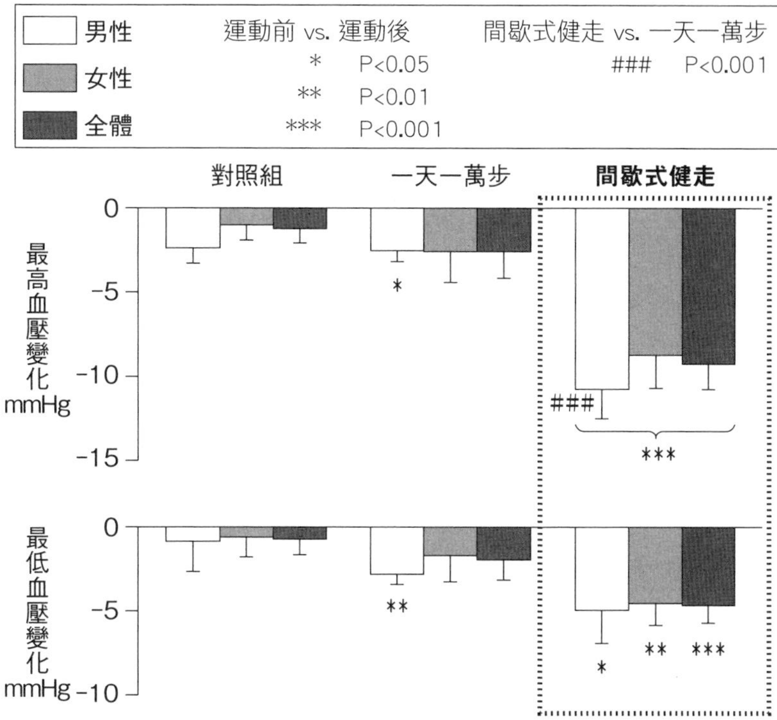

圖2-2　進行圖 2 − 1 實驗時血壓之變化

1）最高血壓 ≥ 130 mmHg 或最低血壓 ≥ 85 mmHg

2）空腹時血糖值 ≥ 100 mg/dl

3）BMI ≥ 25 kg/m²

4）中性脂肪 ≥ 150 mg/dl
或 HDL 膽固醇 ≤ 40 mg/dl

圖2-3　生活習慣病指標

四個項目中每符合其中一項即得 1 分，滿分為 4 分。

四個疾病各自的診斷標準來進行判定，每符合一項就得一分，滿分爲四分。

圖2－4是根據受試者在間歇式健走訓練前的最大攝氧量，將中高齡男女受試者分爲高體力、中等體力、低體力三組，列出其在爲期五個月的訓練前後最大攝氧量及生活習慣病指標的變化。首先從訓練前的生活習慣病指標來看，可以看到低體力組在滿分四分中平均得到兩分，也就是擁有兩種生活習慣病的症狀（例如高血壓與高血糖兩項）。另一方面，高體力組則只得到一分，意即只擁有一種症狀。

接下來，如果從訓練後的結果來看，最大攝氧量因爲訓練而得到的提升，在低體力組爲百分之二十，在高體力組則是百分之五，這邊要特別強調的是，訓練之後生活習慣病指標下降的情況，與前述體力上升的情況是成正比的。爲了讓大家更容易理解，我們以圖2－5來進行表示，其中橫軸代表最大攝氧量，縱軸代表生活習慣病指標。

從圖中可以發現，最大攝氧量下降時，生活習慣病指標會成比例地上升。老年性肌少症是任何人都躲不過的老化現象之一，先前曾經說過，年齡增加與體力衰退及醫療費支出呈現明顯的相關性，圖片也直接呈現出這一點。換句話說，一旦體力衰退，生活習慣病就會與其成比例地發生，於是醫療費的支出自然也就會增加。

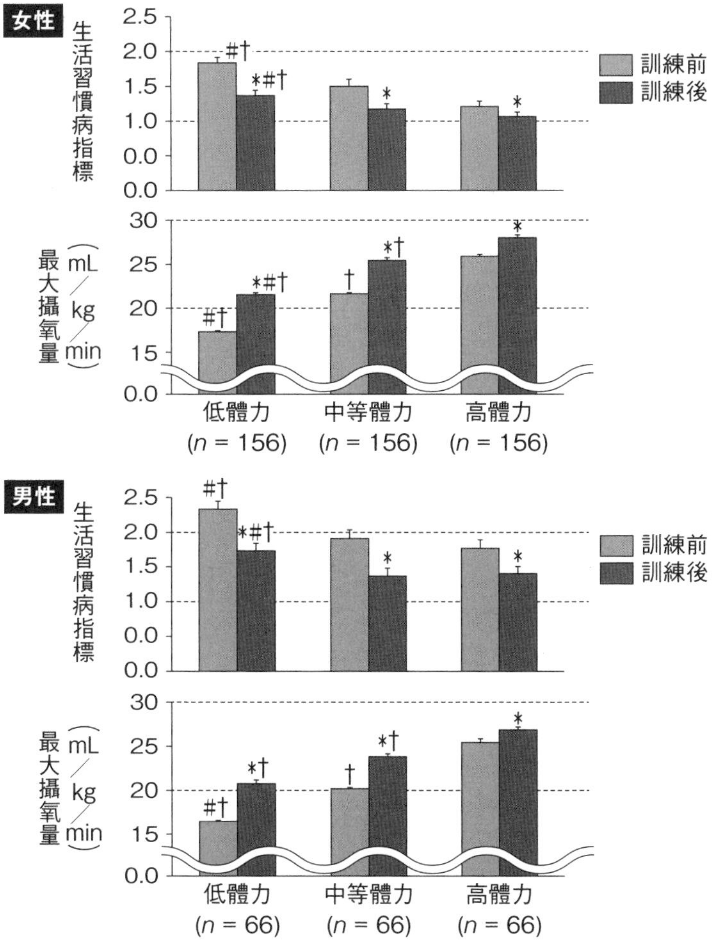

圖2-4　將666名中高齡男女受試者依照體力（最大攝氧量：VO_{2peak}）各自平均分為3組，以長條圖表示為期5個月的間歇式健走訓練之前後變化。垂直誤差線表示在標準誤差之範圍內平均值的變動範圍。

＊：表示在P＜0.05之顯著水準下，與訓練前相比具有統計學上之顯著差異。

†：表示在P＜0.05之顯著水準下，與高體力組相比具有統計學上之顯著差異。

#：表示在P＜0.05之顯著水準下，與中等體力組相比具有統計學上之顯著差異。

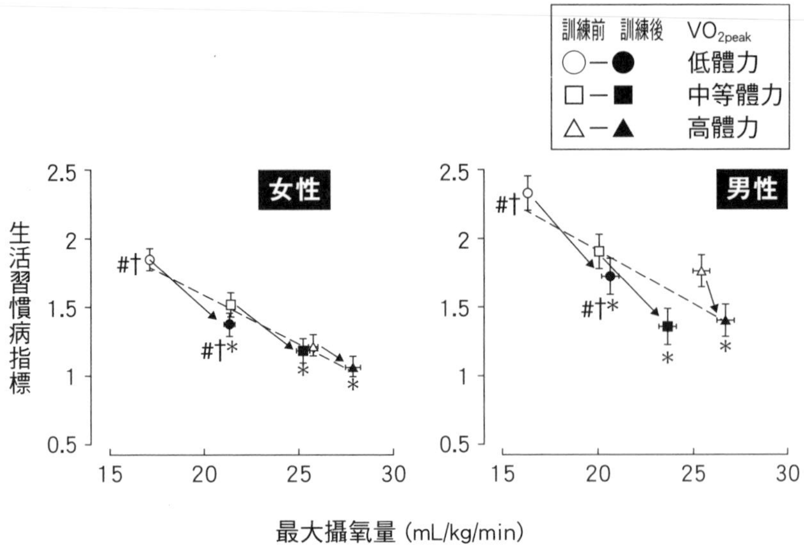

圖2-5　根據圖２－４之數據以橫軸表示最大攝氧量，縱軸表示生活習慣病指標。

箭頭表示低體力組、中等體力組和高體力組各自訓練前後的變化方向。其餘圖示與圖２－４相同。

不過，讀者中對體力比較沒有自信的人也不用悲觀。從圖中低體力組的結果也可以發現，只要大家某一天起心動念開始進行間歇式健走訓練，五個月後體力就會提升百分之二十，同時生活習慣病指標也會成正比地改善百分之二十。

一般說到生活習慣病，大家都會舉出各式各樣的原因然後避開那些事，同時還會建議「要好好睡覺」「避免吃太油的食物」「多吃蔬菜」等事項。可是從這張圖我們可以知道，「生活習慣病最重要的原因其實就是體力衰退，只要體力增強就可以改善那些症狀」。

那麼，在五個月間歇式健走訓練期間，生活習慣病方面得到什麼程度的改善呢？圖2－6之A、B分別表示間歇式健走訓練之前與之後的高血壓、高血糖、肥胖症、血脂異常症之患病率。首先，從訓練前的資料來看，在低體力組中，參加者約百分之八十有高血壓、約百分之七十有高血糖、約百分之四十有肥胖症狀、約百分之二十有血脂異常症。接下來，我們發現這些參加者與中等體力組及高體力組在體力增加後，除了血脂異常症外的疾病患病率都下降了，不難想像這樣的結果。不過，這裡要強調的是，雖然從圖表中不易得知，但在為期五個月的間歇式健走訓練後，特別是低體力組的參加者，有百分之三十的人其高血壓、高血糖或肥胖症的症狀都消失了。而在中等體力組和高體力組的參加者中，雖然與低體力組相比程度較低，但也都呈現同樣的趨勢。

因此，如果讀者們中有人在健康檢查時被指出有「血壓偏高」「血糖偏高」或「體重過重」情況的話，建議大家可以在「前往醫院之前先進行五個月的間歇式健走」，這樣的話，這些症狀應該有百分之三十的機率會消失。除了這些症狀，也有很多案例

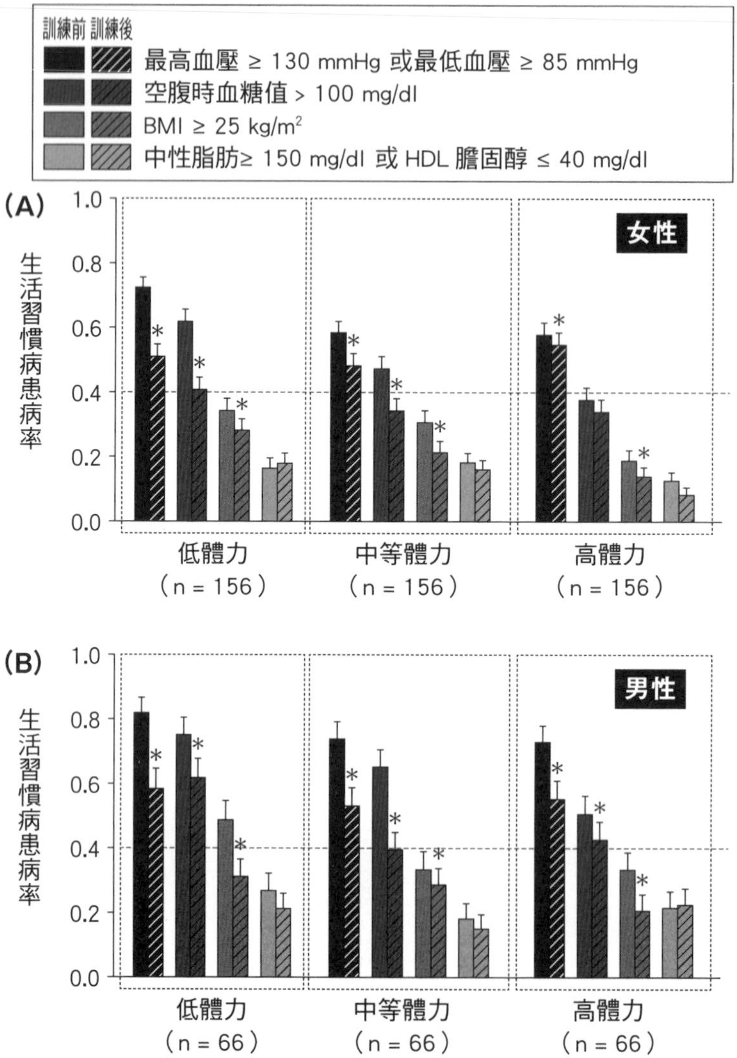

圖2-6　根據圖2-4、2-5之實驗，將生活習慣病各疾病之患病率以體力（最大攝氧量：VO_{2peak}）及性別（女性為A圖、男性為B圖）分組後，利用長條圖表示5個月間歇式健走訓練之前與之後（斜線）的變化。

＊：表示在$P<0.05$之顯著水準下，與訓練前相比具有統計學上之顯著差異。

顯示其他症狀也會獲得改善，接下來就來說明這一點。

②改善情緒障礙

間歇式健走不只能強化身體特性，在心理層面上也具有改善的效果。圖2－7是名爲「憂鬱自我評估量表（CES－D）」的問卷調查表，是國際間廣爲使用的量表。舉例來說，題目中包括一個星期內有幾天會感受到「獨處時覺得孤單寂寞」「覺得悲傷」這類我們在日常生活中會有的情緒。完全沒有或一天爲零分；兩天爲一分；三至四天爲兩分；五天以上爲三分，總共二十道題目，滿分爲六十分。

我們以松本市的七百多名中高齡者爲對象，在訓練之前進行了這項調查，結果如圖2－8的上圖所示。雖然大部分的受試者都沒有情緒上的問題，然而，有百分之二十幾的人得分在十五分以上，中間還包括得分將近四十分、五十分的人。由於擔心其中有人會有自殺傾向，我們與這些人進行面談，而在實際會面過程中，大家首先會提到的就是「失眠」問題。例如因爲想要去上廁所，於是在半夜三點左右就會醒過來，想要再去睡的時候就睡不著了；或是睡覺時滿腦子縈繞著自己的將來、家人的將來等各式各樣擔心的事，於是心緒無法平息而無法入睡；到了白天，因爲精神不濟而去午

1	平常沒什麼事卻覺得很煩。	完全沒有或1天、2天、3～4天、5天以上
2	不想吃東西，沒有食慾。	完全沒有或1天、2天、3～4天、5天以上
3	就算別人鼓勵我，心情也愉快不起來。	完全沒有或1天、2天、3～4天、5天以上
4	跟別人相比，覺得自己各方面的能力都很差。	完全沒有或1天、2天、3～4天、5天以上
5	覺得做事時無法專心。	完全沒有或1天、2天、3～4天、5天以上
6	覺得憂鬱。	完全沒有或1天、2天、3～4天、5天以上
7	不管做什麼事都覺得很麻煩。	完全沒有或1天、2天、3～4天、5天以上
8	無法積極思考未來的事。	完全沒有或1天、2天、3～4天、5天以上
9	對過去發生的事耿耿於懷。	完全沒有或1天、2天、3～4天、5天以上
10	對某些事感到很害怕。	完全沒有或1天、2天、3～4天、5天以上
11	總是睡不好。	完全沒有或1天、2天、3～4天、5天以上
12	對生活總是感到很多不滿。	完全沒有或1天、2天、3～4天、5天以上
13	變得比平常更少說話。	完全沒有或1天、2天、3～4天、5天以上
14	獨處時覺得孤單寂寞。	完全沒有或1天、2天、3～4天、5天以上
15	覺得大家對自己很冷淡。	完全沒有或1天、2天、3～4天、5天以上
16	每天都開心不起來。	完全沒有或1天、2天、3～4天、5天以上
17	有時候會覺得突然很想哭。	完全沒有或1天、2天、3～4天、5天以上
18	覺得悲傷。	完全沒有或1天、2天、3～4天、5天以上
19	覺得大家都討厭自己。	完全沒有或1天、2天、3～4天、5天以上
20	無法專注在工作上。	完全沒有或1天、2天、3～4天、5天以上

※「完全沒有或1天」的分數為0分：「2天」為1分：「3～4天」為2分：5天以上為3分，將20個項目的分數合計起來，總分超過16分則判定為具有某種程度的憂鬱傾向（參考標準）。

圖2-7　憂鬱自我評估量表（CES－D）問卷調查表

評估您這一個星期的身體或心理狀態。

請閱讀上方20項文字敘述，想想看自己這一個星期內有幾天會感受到表內敘述的情形，並將符合的天數圈起。

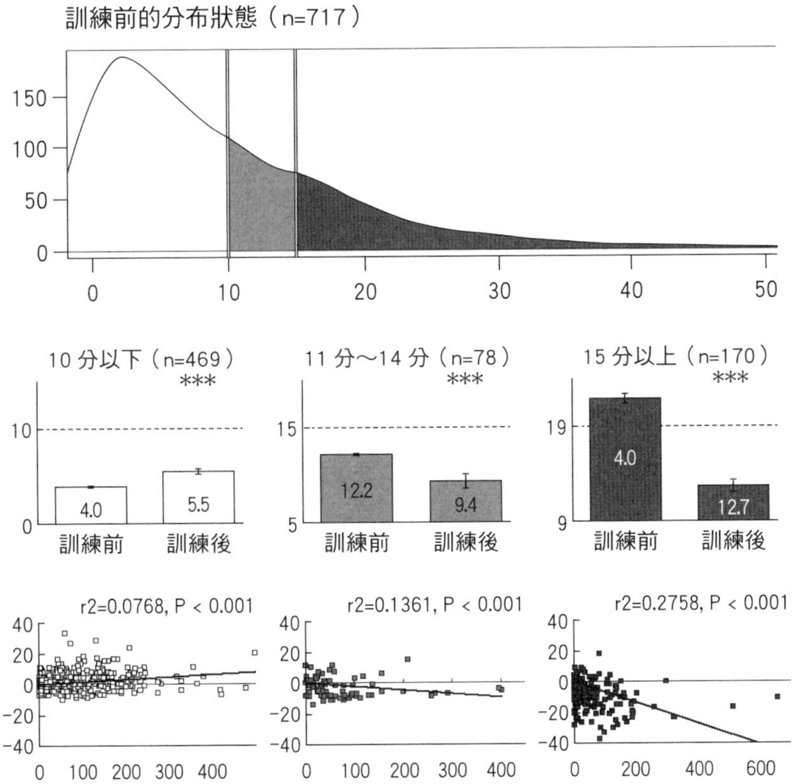

圖2-8　憂鬱自我評估量表（CES-D）結果

以717名中高齡者為對象進行為期 5 個月的間歇式健走訓練，評估前後的變化。依據訓練前之分數分成10分以下、11～14分及15分以上 3 組，訓練前後之平均值以中段之長條圖表示。其中垂直誤差線表示在標準誤差之範圍內平均值的變動範圍。

＊＊＊：表示在$P<0.001$之顯著水準下，與訓練前相比具有統計學上之顯著差異。10分以下組中有分數稍微上升之情形，推測可能與季節影響有關。

睡，結果陷入晚上又睡不著覺的惡性循環。

一旦憂鬱自我評估量表的分數達到十六分以上，即可適用於日本健康保險。可以前往大型醫院找臨床心理醫師進行治療，或者去附近的身心科診所請醫師開立抗焦慮藥物或助眠藥物。而即使不這樣做，通常也不會出現什麼問題。就如圖２－８之右下圖所示，在進行五個月的間歇式健走後，幾乎都可以恢復到正常的程度。

另外，也有報告指出間歇式健走具有緩和壓力的效果。這是我們研究室的一位看護師研究生，以醫療場所的十三名看護師爲對象進行八個月的間歇式健走訓練後得到的結果，證明間歇性健走有助於改善心理狀態。

在該結果中，受試者在名爲ＰＯＭＳ（情緒狀態量表）的心理測驗裡，「焦慮不安」指標下降百分之十二、「抑鬱」指標下降百分之十三、「憤怒」指標下降百分之十六、「混亂」指標下降百分之十二，除了前述指標均有顯著下降外，相反地，「活力」指標還上升了百分之十五。另外，在憂鬱自我評估量表（ＣＥＳ－Ｄ）也改善了百分之五十。該名研究生也指出，這些指標也反映在職場上的整體氛圍，受試者也變得更加開朗。

這種間歇式健走改善憂鬱症狀的機制，首先會想到的就是先前所說的粒線體功能改善後抑制了腦細胞的慢性發炎反應。實際上也有報告指出，進行高於乳酸閾值、稍微令人感到吃力的運動會增加身體的最大攝氧量，其後，血中的腦源性神經營養因子（ＢＤＮＦ：Brain Derived Neurotrophic Factor）也會增加。目前已知這個因子能活化腦部海馬體、大腦皮質、大腦基底核等掌管記憶、思考、不自主運動部位的神經細胞。不過ＢＤＮＦ與腦細胞的慢性發炎反應有什麼樣的關聯，目前則尚未明瞭。

③改善睡眠品質

大部分憂鬱症患者的主述症狀都少不了失眠，所以我們也針對間歇式健走對睡眠品質的效果進行了驗證。我們將三十餘名中高齡者分爲對照組與間歇式健走組，對間歇式健走組施行前文提及的訓練計畫，爲期五個月，對照組則在相同期間內繼續原有的生活方式，並在訓練前與訓練後分別測定睡眠品質與體力。而睡眠品質的測定是利用光感應器以非接觸的方式監測睡眠中的身體動作。

首先是訓練前的測定結果，其中最大攝氧量與睡眠中的清醒次數及時間之間，顯示出兩者呈現逆相關的關係，表示體力愈好的人就愈能一覺到天亮，中途不會醒來。另外，在爲期五個月的訓練後，結果顯示睡眠效率（睡眠時間／躺進被窩裡的時間）

在間歇式健走組中會隨著最大攝氧量的增加而有所改善，對照組則沒有改善。這些結果都顯示出體力的提升能夠改善睡眠品質。

我認爲這個機制之所以會有這樣的效果，原因之一可能是受試者因年齡增長而紊亂的生理時鐘恢復正常。不知道大家有沒有聽過「生理時鐘基因」？這個基因存在於我們體內的每一個細胞，掌管著細胞內各種基因活性的生理時鐘形成。

但如果每一個細胞都以各自的生理時鐘自行運作的話，會讓整個身體無法維持正常機能，所以必須統籌在一起，也就是像交響樂團的指揮一樣，在我們腦部的視交叉上核部位，有一個「中樞生理時鐘基因」存在。從這裡發出的神經或內分泌信號，能夠讓整個身體的細胞同步發揮功能。

其中最爲人所知的生理現象，就是體溫的生理時鐘。目前已清楚得知，體溫在白天的時候最低，在傍晚時分則是最高。

一般認爲視交叉上核的中樞生理時鐘基因，其統籌功能會隨著年齡增長而劣化。意思是當人上了年紀之後，即使進入睡眠狀態，體內各個細胞的生理時鐘其步調依然無法統一，這點很可能是妨礙夜間睡眠的原因之一。

然而，目前也已知隨著年齡增長而功能減弱的中樞生理時鐘基因，可以因爲外界的刺激而暫時性地恢復原有的節律性。

其中最廣為人知的就是光刺激。早上起床後，拉開窗簾，陽光的刺激就會由眼睛進入體內，這樣一來，就能讓中樞生理時鐘基因的晝夜節律重新設定。也就是說，它會告訴身體：「早上了，該起床了！」。

而同樣地，已知飲食及運動也可以成為讓中樞生理時鐘基因重新設定的強烈刺激。

因此，如果可以在一天內的固定時刻於戶外進行間歇式健走，並以此為基準調整飲食等生活作息，就可以讓隨著年齡增長而衰退的中樞生理時鐘基因功能得到補償。

不過話說回來，為什麼中樞生理時鐘基因會隨著年齡增長而劣化呢？雖然首先會想到的應該是老化基因的作用這種先天性因素，不過生活習慣的紊亂（腦部的慢性發炎等情況）也就是後天性因素，也會有所影響。既然如此，那麼透過間歇式健走讓最大攝氧量增加，應該就可以改善後者的影響，從而恢復正常的生理時鐘，且非暫時性而是持續性地改善睡眠效率了。

④改善認知功能

接下來，我們還探討了間歇式健走對認知功能可能產生的效果。對象爲秋田縣由利本莊市六十五歲以上的中高齡者。由利本莊市最近導入了間歇式健走運動，並以全市爲範圍進行大力推廣。由於當時的副市長希望我們針對其過程進行「其他鄉鎮市區沒有進行過的研究」，於是我們進行了這項研究主題。

本研究招募了二百名市民爲對象，分成對照組及間歇式健走組各一百名，進行爲期五個月的試驗。並分別在試驗前後，利用後面會說明的三階段漸進式步行測定最大攝氧量，以及利用浦上式認知功能測驗（爲了確定是否有認知障礙以問卷方式進行的篩選測試）以電腦編寫的程式測定受試者的認知功能。

試驗結果顯示，間歇式健走組在五個月後其最大攝氧量增加百分之三，認知功能提升了百分之四；與之相比，對照組則各自下降了百分之二和百分之七。另外，雖然兩組受試者中都有百分之二十的人被診斷出有輕度認知障礙（ＭＣＩ），但在對這些人進行進一步分析後，發現間歇式健走組的最大攝氧量改善了百分之六，認知功能改善了百分之三十四，兩項指標均有顯著性地改善；相對地，對照組人員的兩項指標則各自下降了百分之零點四及百分之十二，與訓練前相比均沒有顯著改善。

這些結果顯示，認知功能會隨著年齡增長而衰退的主要原因，就是體力（最大攝氧量）下降。

最近有學說認爲，增加最大攝氧量之所以可以改善認知功能，與腦血流量的改善密不可分。例如美國堪薩斯大學的研究者就曾提出報告，在以七十六名阿茲海默症患者（平均年齡七十四歲）爲對象實施二十六個星期的耐力型運動訓練後，腦血流量及症狀都得到了改善，與最大攝氧量的增加形成正比。而關於這一點的機制，由於過去也有報告指出在以一般高齡者爲對象進行爲期數星期的腳踏車運動後，受試者頸動脈的順應性（柔軟度）有所改善，也許就是這一點讓腦部的血流量獲得了改善。

此外，後面還會詳述，我們證明了使用到腳踏車的耐力型運動訓練，同時增加乳製品攝取量，可以讓運動造成的頸動脈順應性改善效果倍增。我們也證實了在進行爲期五個月的間歇式健走訓練，並搭配乳製品的攝取後，效果與腳踏車訓練同樣卓越。

也因此我們設定了一個現行假說，即如果在間歇式健走訓練中搭配乳製品攝取的話，可以讓腦血流量更爲增加，同時也能夠讓認知功能更爲改善，目前正在進行相關研究中。

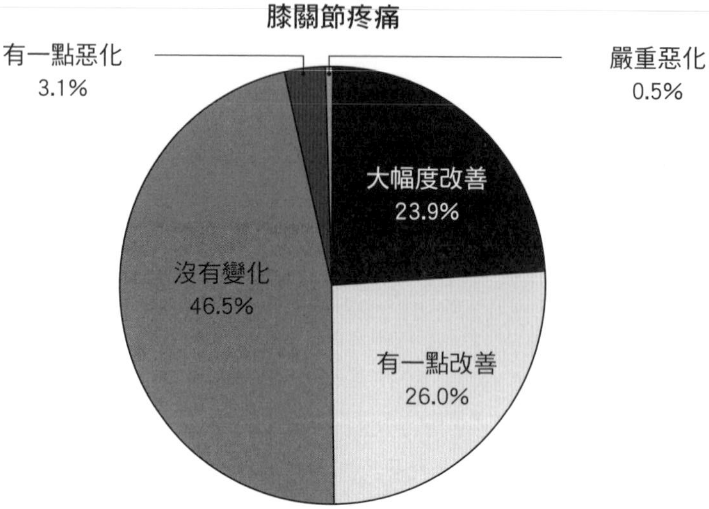

圖2-9　以946名中高齡者為對象，檢驗為期5個月的間歇式健走對膝關節疼痛的效果。腰部、肩膀、脖子等部位也得到幾乎一樣的結果。

⑤改善關節疼痛

另外，目前也已經發現，間歇式健走對於退化性關節炎的症狀也有改善的效果。如圖2－9所示，在為期五個月的間歇式健走訓練後，有百分之五十的人表示膝關節疼痛大幅度改善或有些微改善，只有百分之四以下的人感覺疼痛惡化。部分受試者還表示，「之前都無法正坐，現在變得可以了」「以前跳日本舞的時候，因為膝蓋會很痛只好放棄，現在又可以開始了」。

目前還不清楚為什麼間歇式健

走能夠改善關節疼痛，但根據我的骨科醫師朋友所言，退化性關節炎是由於關節軟骨磨耗引起的，大部分出現症狀的人，通常是在日常生活中的農業從業人員等，長時間維持同一個姿勢工作，因此某個關節軟骨面經常用來支撐體重，如果是體重較重的人，症狀就會更嚴重。另一方面，當身體採取如間歇式健走一般的直立姿勢後（這一點後面還會詳述），可能是因為姿勢改變，讓不同的關節面去支撐體重的緣故，所以才變得不易感到疼痛。還有一個可能的原因是，當人們在進行間歇式健走訓練後，由於肌力以下肢為中心得到了提升，補強了支持關節的組織，於是讓關節變得不易晃動。

另外，筆者有一位在麻醉科從事疼痛管理專科診療的朋友則表示，或許是因為間歇式健走切斷了他們的「固有思考模式」。舉例來說，罹患慢性關節痛的人，時常在意疼痛的感覺，所以會一心避免可能引起疼痛的動作，就怕做了那些動作會讓疼痛惡化。

可是當這樣的人一旦毅然決然地嘗試過間歇式健走後，結果出乎意料地並沒有感受到疼痛，於是這樣的經驗就切斷了原本的「固有思考模式」，也就是疼痛減輕的感覺。這種感覺就像媽媽在小孩跌倒的時候，會對著泫然欲泣的小孩說「痛痛飛走了！」然後小孩就會停止哭泣一樣。我的朋友還說，他的目標就是成為一位「患者只要一看到他的臉，痛覺就會頓時消失無蹤的終極醫師」。

⑥改善骨質疏鬆症

骨頭在形成之後，並不會維持一成不變的狀態，造骨細胞會生成新的骨頭，而破骨細胞則會吸收骨組織，當前者比後者占優勢時骨頭會變粗，反之，骨頭會變細和變脆。在高齡者特有的問題「骨質疏鬆症」中，有一個特徵就是骨頭構成成分的蛋白質與無機成分之間的比率和正常骨骼之間並沒有不同，但骨頭量卻會逐漸減少。主要的原因除了因爲年齡增長而讓骨質新生作用下降外，特別是女性在更年期之後，還會經常因爲骨質吸收作用加強而讓症狀更爲惡化。這樣的骨質疏鬆症可能會引起腰痛或骨折（脊椎變形及壓迫型骨折、股骨頸骨折、橈骨骨折）。在日本，除了腦血管障礙外，腰痛或股骨骨折都是老人臥床不起的原因之一。

那麼實際上五十歲以後的人，腰椎和股骨的骨密度會以什麼樣的速度下降呢？我們以五十歲以上「松本市熟年體育大學」參加者中的一百零五名男性和二百四十一名女性爲對象，以雙能量X光吸收光式測定法（ＤＥＸＡ法）進行跨年齡的橫斷面研究。結果顯示，在女性方面，七十歲前半段的人與五十歲前半段的人相比，第二至第四腰椎和股骨頸的骨密度各下滑了百分之八和百分之十三；但男性方面，不管是哪個部位或年齡，都沒有顯著下降的情形。也就是說，女性在骨質疏鬆症的風險遠高於男性。

接下來，我們以五十歲以上的一百一十九名女性（平均年齡六十八歲）爲對象進行爲期六個月的間歇式健走訓練，並比較訓練前後骨密度的ＤＥＸＡ法測定結果。結果顯示，骨密度與訓練前的數值相比，第二至第四腰椎和股骨頸的骨密度分別顯著增加了百分之零點九和百分之一。也就是說，根據從先前的跨年齡橫斷面研究結果，我們已得知每年的骨密度下降率爲腰椎百分之零點四，股骨頸百分之零點六，所以訓練之後，這兩個部位的骨年齡等於年輕了兩歲。

那麼，爲什麼間歇式健走可以讓骨密度上升呢？

我們認爲應該是對骨頭造成力學上的壓力所致。一般來說，力學上的壓力愈大，骨密度就愈會增加，例如健美運動員或舉重選手的身體骨密度就很高。

再來就是，比起靜負荷或慢慢增加的力學壓力，在短時間內擁有高負荷力量（也就是高衝量）的力學壓力，能讓骨密度增加得愈高。例如像排球或籃球這種必須有跳躍動作或瞬間移動體重的運動就屬於此類。

最後，負荷次數對骨密度增加的影響有其限度。例如賽跑或定向越野運動這類運動，雖然因爲步數多，力學壓力的次數遠超過其他體育運動，但由於強度不大，因此即使花再久的時間也無法讓骨密度明顯增加。

那麼，爲什麼間歇式健走反而會讓骨量增加呢？思考其機制，原因很可能是出自於快速行走時的力學壓力所造成的強力影響。而且如果想要讓效果更加顯著的話，在坡道上健走效果會比平地更好，還有，走在下坡道時施加於骨頭的高衝量對於骨密度的增加會更爲有利。

23 間歇式健走與引起發炎反應的基因

如前文所述，只要進行如同間歇式健走中的「快速步伐」這種本人覺得稍微吃力的運動，對於生活習慣病、憂鬱症或關節疼痛都會有助益。另外，前面還提過可以改善認知功能，而關於運動對認知功能的改善效果這一點，最近更是特別受到矚目。那麼話說回來，到底是爲什麼會產生這樣的效果呢？

我們認爲，主要的因素在於先前說過的粒線體功能得到了改善所致。換句話說，一旦年齡增長的老化現象造成肌肉萎縮，就會讓粒線體的功能衰退，引起中高齡者特有的疾病發生。可是相反地，若能進行間歇式健走運動，讓肌力和耐力提升，就能強化粒線體的功能，並進而改善相關的症狀。

那麼在實際的基因層面上，是否也會發生同樣的事情呢？關於這一點，我的朋友，信州大學特聘教授谷口俊一郎老師等人的研究團隊，就針對間歇式健走對發炎相關基因之活性所造成的效果進行了驗證。該研究團隊用來評估基因活性的方式為測定DNA（去氧核糖核酸）的甲基化程度。所謂的甲基化，是指DNA的其中一個鹼基與甲基（CH_3）結合的話，其蛋白質無法順利進行轉錄（圖2－10），因此基因的甲基化又被形容為基因沉默化或是基因修飾。也就是說，在為期五個月間歇式健走前後，分別針對目標基因的甲基化或去甲基化進行測定的話，就可以用來評估間歇式健走對該基因造成的影響是活化作用還是不活化作用。

驗證的結果如圖2－11所示，研究團隊發現受試者在為期五個月的間歇式健走後，人體內名為NFkB2的基因（引起發炎反應的關鍵基因）它的基因讀取開始點（啟動子區域），六個位點中有三個發生顯著的甲基化現象。除此之外，研究團隊還透過「生物路徑分析法」這種針對基因活性進行全面分析的方式發現，其他促進發炎反應的基因群有發生甲基化（不活化）的現象，以及抑制發炎反應的基因群有發生去甲基

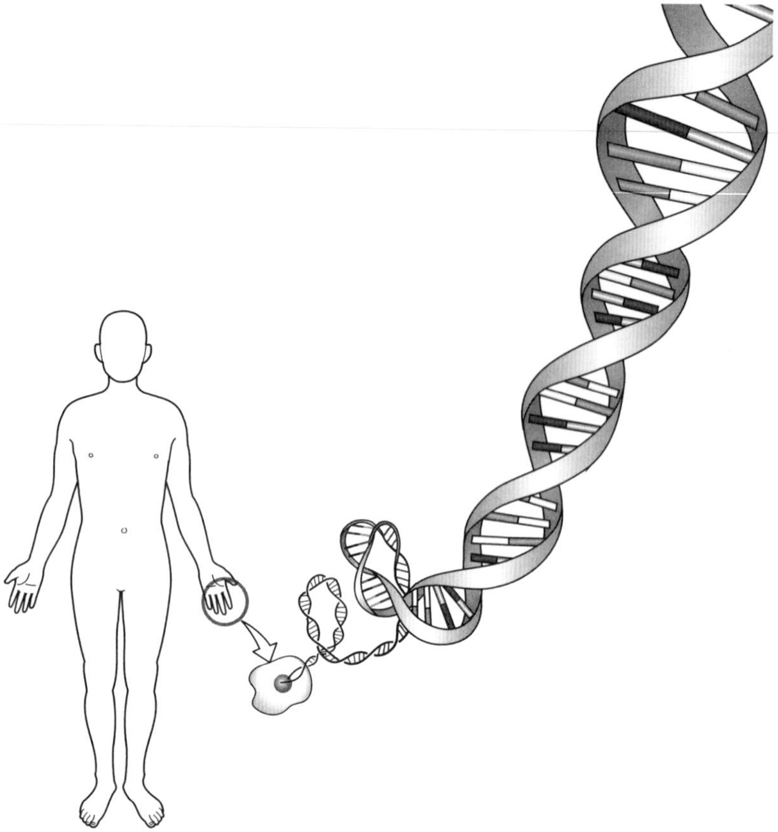

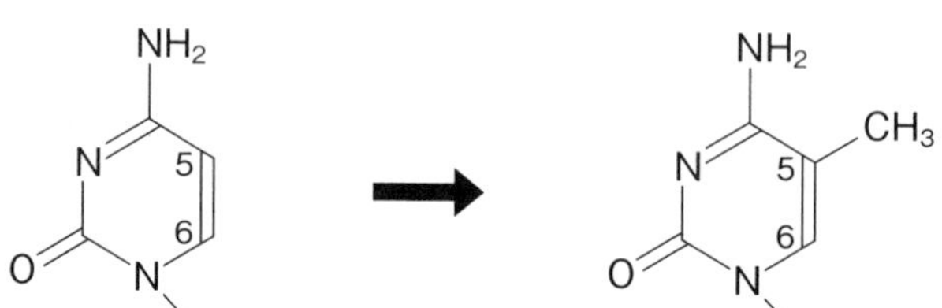

讓基因與甲基結合的
DNA甲基轉移酵素

5′－CpG－3′
3′－GpC－5′

圖2-10　基因的甲基化反應
甲基化被形容為「基因沉默」或「基因修飾」。

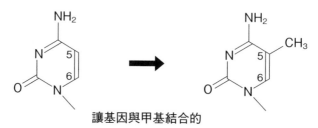

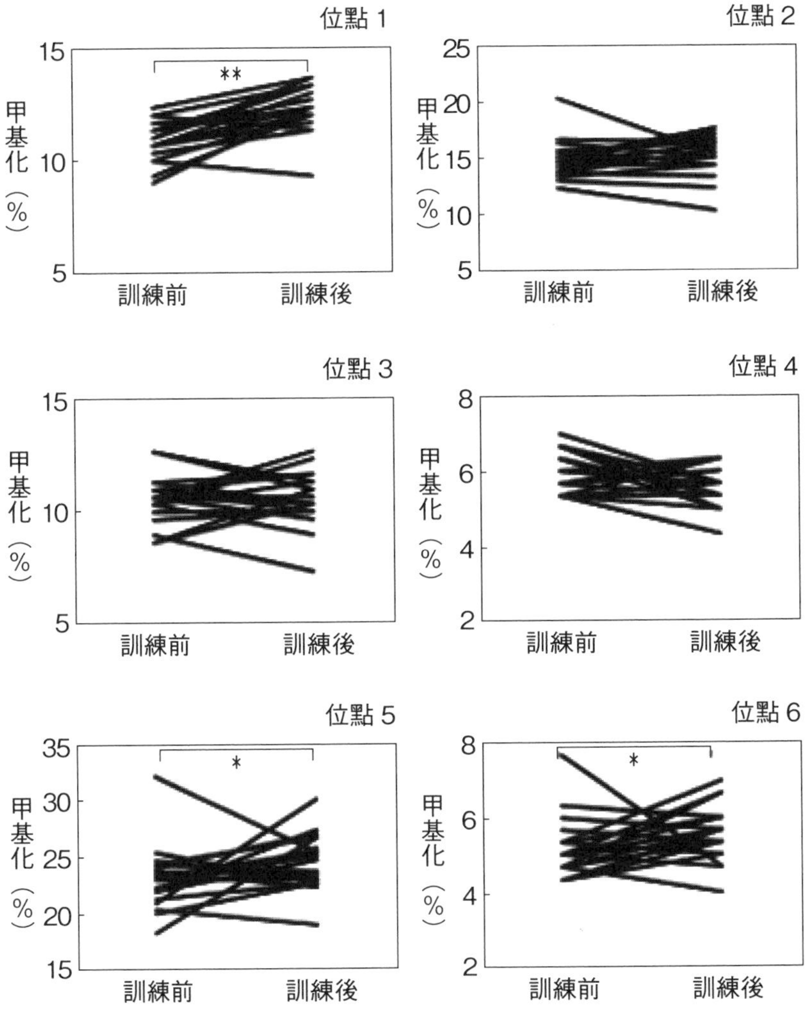

圖2-11　針對20名中高齡者比較其在進行間歇式健走前後之NFkB2基因的啓動子區域之6個位點的甲基化現象。其中在位點1、5、6的甲基化均有顯著的亢進現象。

＊、＊＊：表示各自在P＜0.05、P＜0.01的顯著水準下，與訓練前相比具有統計學上之顯著差異。

化（活化）的現象。另一方面，未進行間歇式健走的對照組則都沒有出現前述的變化。這些結果顯示出，間歇式健走能夠抑制身體的慢性發炎反應。

總結下來，年齡增長造成的體力衰退會讓粒線體的活性下降，並因此產生活性氧傷害細胞或組織。而身體對此產生的反應就是發炎，這些發炎反應可能引發生活習慣病或憂鬱症等疾病。於此相對，間歇式健走可以讓體內氧氣的流動更爲順暢，又能活化粒線體的功能，讓活性氧不易產生。所以這些反應能夠抑制體內的慢性發炎反應，並因此改善相關疾病的症狀。

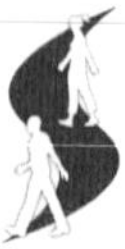

24 那麼，就開始來試試看間歇式健走吧

間歇式健走的訓練方法

前面說了那麼多，也到了說明間歇式健走的實際做法及根據的時候了。健走的方

式可能會讓大家覺得有點失望，心想：「什麼！就這樣？」但其實我們花了十年以上的時間才開發出這樣的方式。

（1）首先，如圖2－12所示，穿上輕便可以運動的服裝，鞋子則選擇鞋底柔軟容易彎曲、腳跟處有避震效果的類型。

（2）進行以下半身爲主的簡單伸展運動（請參考圖2－13）後，視線看向約二十五公尺的前方，保持背肌伸展的姿勢。

（3）儘量大步向前跨出步伐，由腳跟著地。若不習慣這個動作，可先數一、二、三，然後在第三步向前大步踏出。這個時候前臂彎成直角，前後大幅度擺動，可以讓人更容易邁出大的步伐。

（4）快步的速度爲本人感覺到「稍微吃力」的運動。也就是走五分鐘的話會開始喘氣、心跳加快，走十分鐘後稍微出汗。如果是跟朋友一起走的話，則是可以稍微和朋友聊天的程度。而在走了十五分鐘後，脛骨部位應該會感到稍微疼痛。

（5）快步的時間以三分鐘爲標準，主要原因在於，三分鐘爲多數人的極限，因此

健走的基本方式

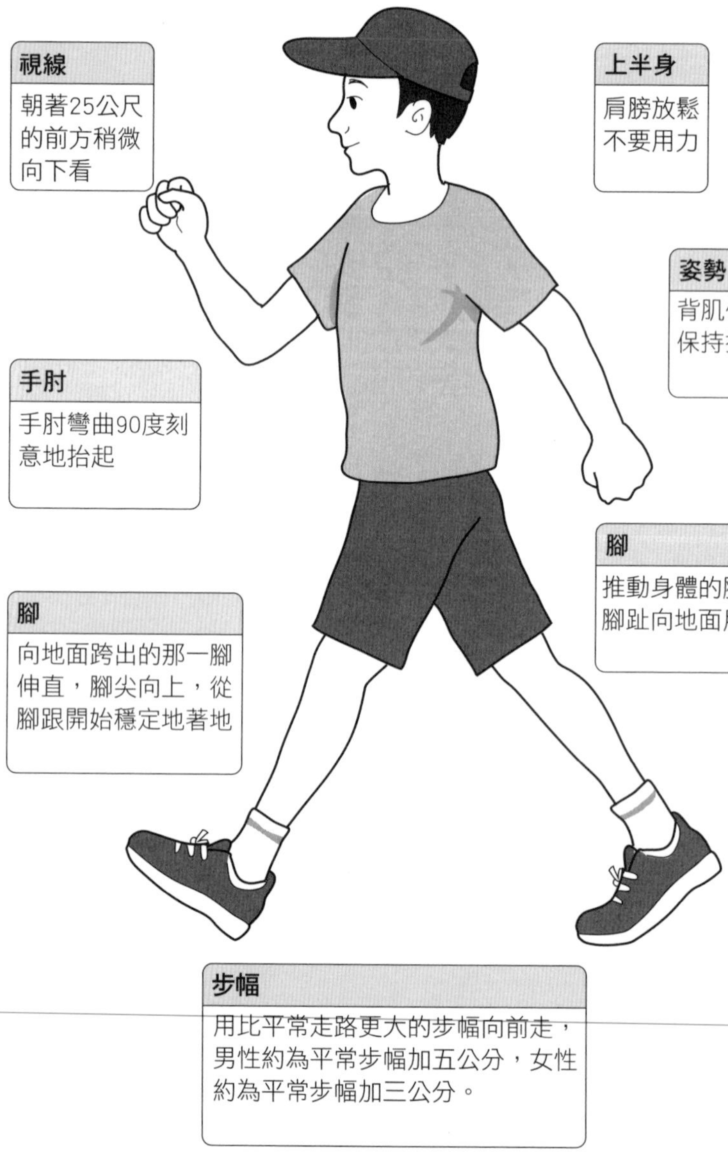
視線
朝著25公尺的前方稍微向下看
上半身
肩膀放鬆不要用力
姿勢
背肌伸直保持挺胸
手肘
手肘彎曲90度刻意地抬起
腳
推動身體的腳以腳趾向地面用力
腳
向地面跨出的那一腳伸直，腳尖向上，從腳跟開始穩定地著地
步幅
用比平常走路更大的步幅向前走，男性約為平常步幅加五公分，女性約為平常步幅加三公分。

圖2-12　間歇式健走的姿勢

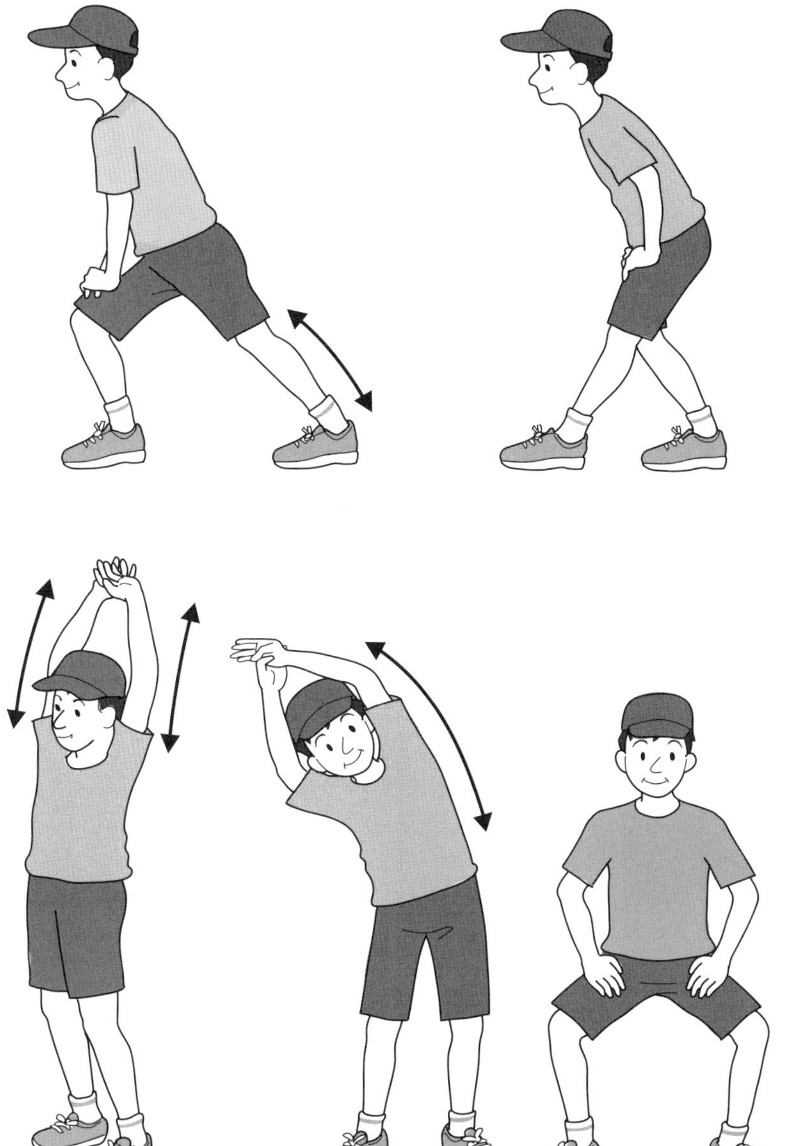

圖2-13　健走前後的伸展操

在快步走三分鐘之後插入三分鐘的慢步，大家就能打起精神，再次進行下次的快步走。另外，就算無法用時鐘計時正確的時間，大家也可以利用健走路線中的電線桿等物體自行設定適當的標記。健走訓練以快步三分鐘搭配慢步三分鐘的組合，一天重複走五組（也就是快步合計十五分鐘，慢步合計十五分鐘）以上每星期重複走四天以上為目標，但其實這樣的標準量也可以在每天上班或買菜的途中分次進行，或是在週末有空時一次完成。總而言之只要一星期合計起來快步走六十分鐘以上，在實施五個月後就能得到前述的效果。

間歇式健走訓練法的根據

簡單來說，間歇式健走的方式就是「視線朝向二十五公尺左右的前方」，保持「背肌伸直的姿勢」，腳步踏出時儘量「跨出大步」，以及「從腳跟先著地」。此時，「手肘彎成直角，前後大幅度擺動」可以讓人更容易邁出步伐。那麼，這種走路方式的根據是什麼呢？接下來就來跟大家說明。

首先，為什麼要看著大約二十五公尺的前方呢？大家可能會覺得為了要避免在快步向前走的時候撞上電線桿等障礙物才這麼做，但其實比起這一點，更重要的目的是爲了讓走路的人伸直背肌，才能讓人在大步向前走路的時候體重更容易移向前方。

接下來，爲什麼要大步向前跨出呢？因爲這樣做可以讓從臀部開始到下肢爲止的大量且大型的肌肉群儘量參與運動。也就是說，光是臀部與下肢的肌肉群就占了整體體重的三分之一，所以像跑步、騎腳踏車出遊，或是體力較差的中高齡者習慣的走路（快步）運動等僅以下肢爲主的運動，代謝量最高可以提升到安靜時的五到八倍，讓人的體力達到最大值。換句話說，大步向前走是能夠燃燒下半身醣類及脂肪的絕佳手段。

那麼又爲什麼要從腳跟先著地呢？其中一個原因是大步向前走時，體重無法迅速轉移到奮力向前跨出大步的那隻腳，因此不得不從腳跟先著地。如果可以將腳跟先著地這個念頭「刻意記在腦裡」的話，自然就會邁出大步了。

另一方面，有些讀者或許會擔心從腳跟先著地可能會讓腳跟受到衝擊而受傷，不過只要能將體重快速轉移到前腳的話，應該就能防止這種情形發生了。

還有，人在邁入高齡之後由於脛骨處的肌肉會逐漸衰退，腳尖向下很容易絆倒摔跤；但若是大步向前走並刻意以腳跟先著地的話，腳尖就會自然而然地朝上，不僅不容易絆倒摔跤，且在經過間歇式健走訓練後，脛骨處的肌肉也會得到鍛鍊，又更能夠預防摔跤的情形發生了。

最後，爲什麼前臂要彎成直角並且要前後大幅度地擺動呢？這是爲了避免身體的軸心在步行時迴轉而做的補充動作。舉例來說，在左腳大步向前踏出、右腳留在後面的情況下，手臂若是做出與之相反的左手向後、右手向前的擺動動作，就能夠將腰部的旋轉限制在最小的程度。透過這種方式不會對腰部造成負擔，同時也能保持身體的穩定性而可以做出大步向前走的動作。

間歇式健走的姿勢，正是專門爲了讓人能夠長時間、安全地持續進行感到「稍微吃力」的快步走運動而設計。

題外話，有些人可能會擔心「用這種方式走路被別人看到了怎麼辦？」從而感到不安，但請大家放心，我保證別人看起來只會覺得你精神抖擻，就像年輕了十歲一樣。

二〇一一年，間歇式健走登上了《紐約時報雜誌》（The New York Times Magazine），這篇報導同時也刊登在朝日新聞的 Globe 翻譯報導。當時居住在紐約、擔任翻譯的女性在看了報導之後還提及了她的感想：「紐約人隨時都在間歇式健走，他們走路從不拖拖拉拉，只要是走路就是快步走，然後在每個街口的號誌燈前停下來，這種走路方式根本就跟間歇式健走一樣。」

看到這篇報導的我，想起了之前留學時在曼哈頓的金融街上看到一位身穿貂皮大衣、腳踩運動鞋、肩上斜背著包包闊步向前走的美國女性。如果能有更多這樣的女性，整個日本看起來也會更有精神吧！

常見的間歇式健走訓練法疑問

不少人會在實際嘗試間歇式健走之際，或是想讓健走的效果提升時產生很多疑問並詢問筆者，在這裡就來介紹幾個常見的問題，希望能讓大家更加了解間歇式健走這項運動。

Q1　一天當中哪個時段比較適合？

根據教科書，不只是間歇式健走，包括其他運動訓練也是如此，都建議在午後至傍晚時分進行，也就是下午三點到六點左右是最適合的時間。原因在於，此一時段是肌肉最柔軟的時候，比較不容易發生肌肉拉傷。因此，若是要在其他的時段進行間歇式健走訓練，最好在健走前做伸展操，尤其下半身最好要進行充分的伸展。伸展的方式可參考圖2－13。另外，在運動之後進行類似的伸展操，對防止肌肉痠痛也很有用。

Q2 如果有膝蓋疼痛、腰痛的情況時是否不要進行比較好？

間歇式健走能改善因關節軟骨磨耗而造成的退化性關節炎，身體狀況允許的話，還是持續進行健走比較好，因爲只要停止運動，肌肉就會持續萎縮，讓症狀更爲惡化，所以評斷的標準就在於「如果症狀沒有惡化的話」就繼續下去。如果症狀惡化的話，就把快步走的速度稍微下降一些，或是運動持續的時間縮短，找出適合自己的運動方式；但如果情況眞的太過嚴重，那就暫時休息也沒關係，或是以滑雪杖輔助間歇式健走也不錯。另外，在症狀好轉之前也可以去健身房進行踩腳踏車的運動，或是進行後面還會提到的「水中間歇式健走」。透過這些方式，如果讓症狀有所改善的話，建議可以再次恢復原本陸地上的間歇式健走。

Q3 如果無法一天連續訓練三十分鐘的話，該怎麼辦才好呢？

間歇式健走並不需要連續性地進行。舉例來說，大家可以分成早上十分鐘、中午十分鐘、晚上十分鐘進行。另外，快步走和慢步走也不是一定要各三分鐘後重複，也可以各兩分鐘、各五分鐘，只要找到適合自己的方式都可以。總而言之，只要快步走的時間合計起來一天有達到十五分鐘即可。

Q4 如果一個星期內實在找不出四天的時間進行訓練，該怎麼辦才好呢？

如果是平日生活忙碌無法撥空運動的人，集中在週末時一併進行也沒有問題。例如在星期六快步走三十分鐘，星期天再快步走三十分鐘。總而言之，只要快步走的時間一星期合計起來有達到六十分鐘即可。

Q5 如果不用走的而是用跑的也可以嗎？

間歇式健走中的快步走，是以運動強度相當於個人最大體力百分之七十為前提，因此如果是體力很好的人，只用快步走可能達不到那樣的程度，也可以改成慢跑或越野跑的方式進行。總而言之，只要達到個人最大攝氧量百分之七十以上的運動，合計一星期進行六十分鐘以上即可。因此，即使是網球或籃球等競技式的體育運動也沒問題，並不限制運動的型態。

那麼，為什麼我們研究團隊會執著於間歇式健走呢？因為這是一種可以一個人進行，不需要特別的道具，幾乎所有中高齡者都能透過快步走達到最大體力百分之七十以上程度的運動，而且我們還成功開發出可以在運動當下正確測定運動能量的裝置，這就是我們選擇這項運動的理由。

Q6 如果沒有專用的活動量記錄儀器或遠距離型個別運動處方系統的話，有辦法確認訓練效果嗎？

即使沒有專用的測定儀器，也可以利用以下的方式來確認效果。利用碼錶測定自己在進行表1－2所示之「稍微吃力」的運動時所花費的時間，並記錄在書尾的【附表】內，然後確定自己每個星期的快步走時間合計起來都有達到六十分鐘以上。接下來，每隔幾個月進行一次運動挑戰，例如攀爬住家附近的山，藉此確認自己的體力是否有變好，如果挑戰時間縮短百分之十，就表示體力已經增加百分之十了。

Q7 是否有人在間歇式健走過程中發生過身體不適的意外呢？

如果是患有慢性病的人，在開始間歇式健走之前最好先和自己的家庭醫師討論一下。不過至今爲止我們已針對七千三百名中高齡者開立了間歇式健走運動處方，其中都沒有發生過心肌梗塞等意外事件。這可能是因爲我們在快步走的中間插入了慢步走運動，所以運動者本身可以客觀地觀察自己當天的身體狀況。如果是慢跑等運動，因爲會產生「跑者愉悅」的興奮感，或如果跟別人一起跑步的話，可能會有「不想輸給對方」的感覺，就會變得很容易勉強自己。相反地，間歇式健走就不會有這些現象。

專欄 2

為什麼過去人們會推崇「一天一萬步」呢!?

筆者在之前曾經說過，若要得到效果，必須要進行本人覺得「稍微吃力」的運動，快步走一天至少十五分鐘，且一星期進行四天以上才會有效；至於「輕鬆的」一般走路，即使一天走一萬步，成效也不受人期待。儘管如此，讀者當中應該還是有人會悲憤地覺得：「這實在太令人難以置信了！那我之前還一直相信一天要走一萬步，每天都很認真地走路呢……」所以在這邊我要介紹一下，最近信州大學醫學研究所運動醫學研究室增木靜江教授的研究團隊在美國梅奧醫院期刊（二〇一九年）發表的論文內容，裡面就有提到誰都能接受的最新資訊。

增木教授團隊以六百七十九名中高齡者（男性一百九十六名、女性四百八十三名，平均年齡六十五歲）為對象進行為期五個月的間歇式健走訓練，並評估其訓練前後的體力（最大攝氧量）與生活習慣病症狀的變化。所進行的間歇式健走，為相當於個人最大體力百分之七十以上、運動自覺強度為「稍微吃力」的快步走，以及運動強度為百分之四十、感覺「輕鬆」的一般走路法，兩者各三分鐘交互重複進行的走路方法。然後指示受試者要一天走三十分鐘、一星期走四天以上，如果是平日生活忙碌沒有時間這樣進行的人，也可以集中在週末一起訓練。總而言之，一星期合計起來，快步走的時間至少要達到六十分鐘以上。

結果發現，在為期五個月的訓練中，有的人會遵循指示將快步走與一般走路各進行一半，有的人則是幾乎完全都以快步走的方式進行，還有的人正好相反，全部都採用一般走路的方式。有趣的是，其中幾乎沒有中途放棄的人，百分之九十五以上的人都能完成為期五個月的訓練計畫，詳細的內容在後面還會說明。

增木教授團隊首先根據每位參加者的平均每星期快步走時間（A）、平均每星期一般走路時間（B）與平均每星期總步行時間（C），將他們分成幾個小組。然後計算出各小組從訓練前開始的體力變化量。其結果可以從圖2－14A看出，平均每星期快步走時間在五十分鐘以下者，體力雖然會成比例地增加，但之後就算再增加快步走的時間也沒有產生任何效果，也就是說已經到達了頂點。在這種情況下，平均每星期快步走時間在十分鐘以下者的數值之所以呈現負值，是代表低於這種程度的運動量會無法遏止「體力隨著年齡增長而衰退」的現象。另一方面，從圖2－14B來看，一般的走路方式不論走得再久，體力都不會有繼續增加的現象，從圖2－14C的平均每星期總步行時間來看也是如此。另外，在圖2－14B及C當中可以看

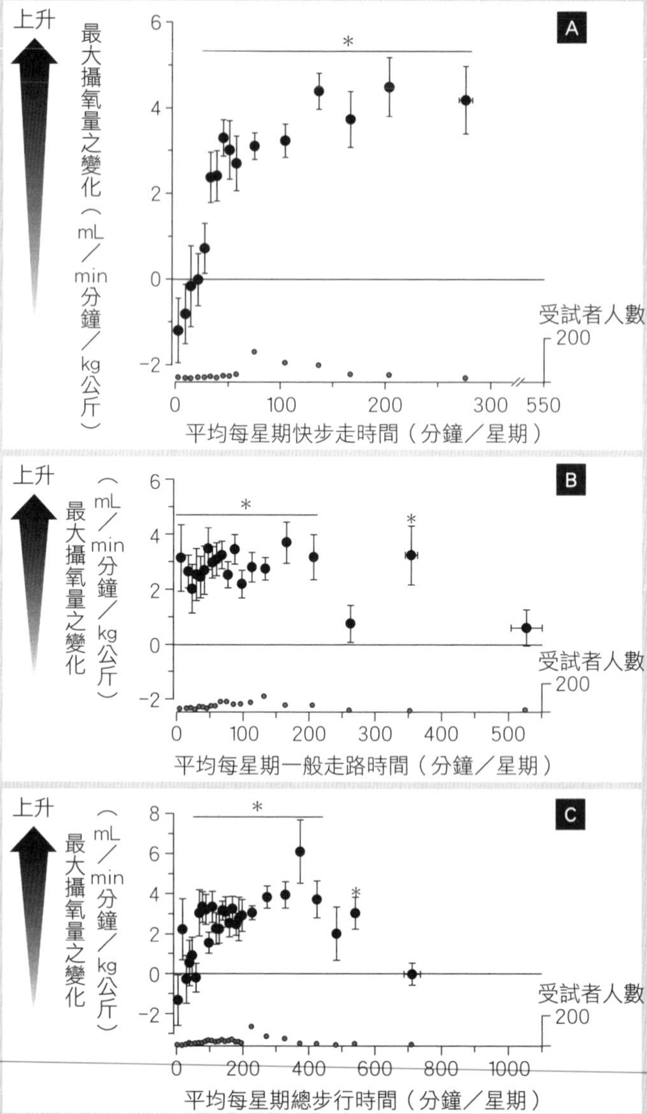

A
上升
最大攝氧量之變化（mL／min分鐘／kg公斤）
平均每星期快步走時間（分鐘／星期）
受試者人數
200
B
上升
最大攝氧量之變化（mL／min分鐘／kg公斤）
平均每星期一般走路時間（分鐘／星期）
受試者人數
200
C
上升
最大攝氧量之變化（mL／min分鐘／kg公斤）
平均每星期總步行時間（分鐘／星期）
受試者人數
200

為期五個月的訓練量

到，平均每星期一般走路時間與平均每星期總步行時間幾乎為零的人體力也有所增加，這是因為屬於該分組的人幾乎不用一般走路方式而是只用快步走的緣故。從結果來看可以得出以下的結論，那就是體力的增加仰賴於快步走的時間有多久，而一般走路的方式不論走再長的時間（不論走多少步）則幾乎都沒有效果。還有，快步走的時間一星期合計起來走五十分鐘就很足夠了。

那麼，如果以這種方式透過快步走增加體力之後，對身體會有什麼益處呢？圖2－15與圖2－14一樣，從平均每星期快步走時間（A）、平均每星期一般走路時間（B）與平均每星期總步行時間（C）來看生活習慣病指標在訓練前後發生的變化量。其中生活習慣病指標的數值，

圖2-14　五個月訓練期間之平均每星期快步走時間（A）、平均每星期一般走路時間（B）、平均每星期總步行時間（C）與最大攝氧量（體力）之間的關係。

平均每星期快步走時間的分組方式為：六十分鐘以下為每六分鐘、一百八十分鐘以下為每三十分鐘、兩百四十分鐘以下為每六十分鐘一個小組，以及兩百四十分鐘以上另為一個小組。同樣地，平均每星期一般走路時間的分組方式為：一百八十分鐘以下和每星期快步走時間的分組方式一樣，四百分鐘以下為每六十分鐘一個小組，以及四百分鐘以上另為一個小組。平均每星期總步行時間的分組方式為：兩百分鐘以下為每十分鐘、五百分鐘以下為每五十分鐘、六百分鐘以下為每一百分鐘一個小組，以及六百分鐘以上另為一個小組。●與垂直線各自代表了各小組最大攝氧量（體力）變化的平均值與標準誤差。標準誤差意指平均值的變動範圍。●表示各小組之人數。＊表示最大攝氧量與訓練前相比在百分之五以下的顯著水準下具有統計學上之顯著差異。

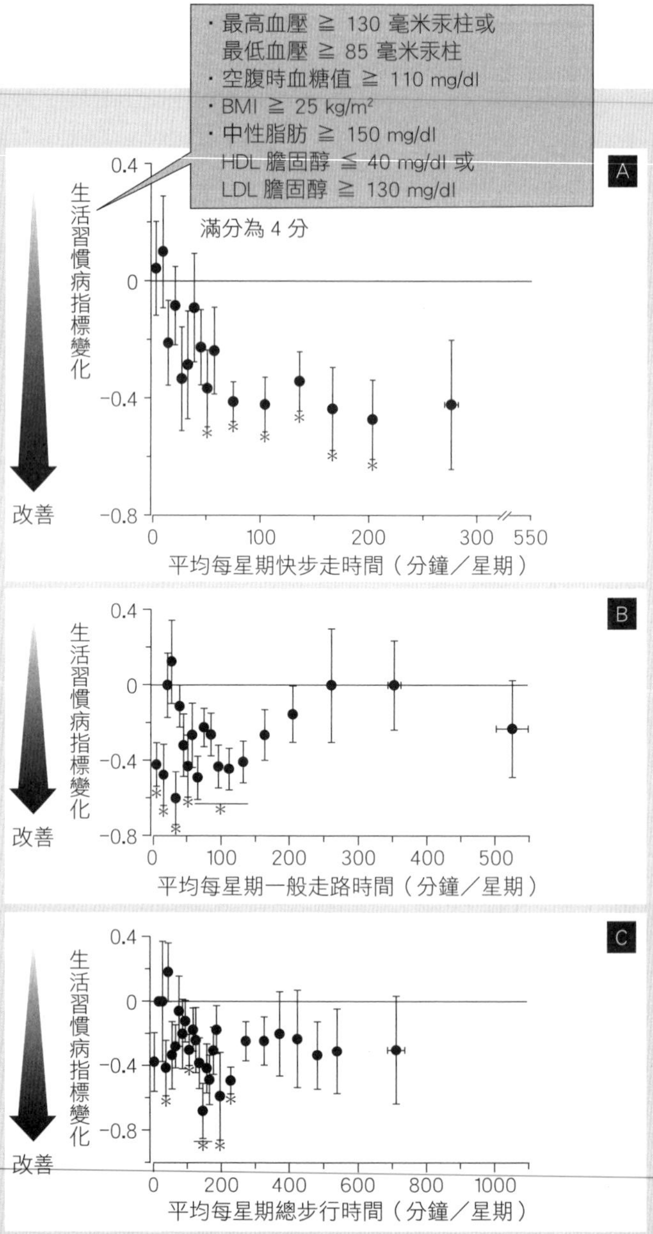

・最高血壓 ≧ 130 毫米汞柱或
最低血壓 ≧ 85 毫米汞柱
・空腹時血糖值 ≧ 110 mg/dl
・BMI ≧ 25 kg/m²
・中性脂肪 ≧ 150 mg/dl
HDL 膽固醇 ≦ 40 mg/dl 或
LDL 膽固醇 ≧ 130 mg/dl
滿分為 4 分
A
生活習慣病指標變化
改善
平均每星期快步走時間（分鐘／星期）
B
生活習慣病指標變化
改善
平均每星期一般走路時間（分鐘／星期）
C
生活習慣病指標變化
改善
平均每星期總步行時間（分鐘／星期）

為期五個月的訓練量

是只要滿足高血壓、高血糖、肥胖症或血脂異常症其中的任何一項診斷標準都算做一分，然後再加總計算，滿分即為四分。結果顯示，平均每星期快步走時間剛好在五十分鐘以下的人其生活習慣病的症狀會成比例地改善，但之後就算再增加快步走的時間症狀也沒有發生改善。另一方面，平均每星期一般走路時間與平均每星期總步行時間則是不管再長，生活習慣病的症狀幾乎都沒有改善。也就是說，生活習慣病的改善仰賴於快步走的時間有多久，或者說快步走讓體力增加了多少；而一般走路則是不論走再長的時間也都幾乎沒有效果。

那為什麼至今為止「以一天一萬步為目標」這種方式一直受到推薦呢？理由為以下三個。一個是過去在運動場合沒有能夠「精準」測定個人體力的簡易標準程序；再來就是過去在運動場合沒有能夠「簡單地」測定出運動中的強度是否達到個人目標值的測定儀器；最後就是過去的運動場合並沒有克服以上兩個難題，並以「大量的」中高齡者為對象，進行感到「稍微吃力」，也就是相當於個人最大體力百分之七十以上之運動對人體造成的效果實證。

圖2-15　五個月訓練期間之平均每星期快步走時間（A）、平均每星期一般走路時間（B）、平均每星期總步行時間（C）與生活習慣病指標之間的關係。

小組的分組方式、各小組的受試者數以及各圖示之意義與圖２－１４相同。

25 如何持續進行間歇式健走訓練

不論是耐力訓練還是肌力訓練，兩者均有蛋白質合成作用的參與以及隨之而來的身體機能改善，因此如果想讓所造成的效果有明確的數據得以表現，至少需要兩個月以上的時間。另外，若想要維持這樣的效果，就必須一輩子按照運動計畫持續運動。順帶一提，一旦停止運動訓練，大概只要經過與之前為了得到改善效果所費相同的時間，就會下降到運動訓練前的程度了。所以在這裡想要告訴大家，如何持續運動及將其產生的效果使運動能持續下去的因子、以及為了能持續運動下去我們在哪些因素上花了哪些心思。

要進行這樣的研究，必須以大量的受試者為對象並利用一致的方法長時間參與才能得到結果。但除了間歇式健走外，要進行一致的方法是非常困難的。究其原因，假設是利用運動器材進行訓練的情況，那麼訓練者的能力、健身設施內的設備、再加上在這些軟硬體上必須耗費的成本，連受試者的經濟狀況都會對持續參與率造成影響。

我們所開發的系統，是以「間歇式健走」這樣一致的方式進行試驗，並利用IoT（物聯網）盡可能排除掉人為因素對持續參與率造成的影響，同時也因為不會用到運動器材，所以可以把成本控制在低檔，這些特徵都非常適合進行這個主題的研究。關於這一點的細節，大家可以參考【附錄5】的內容。

規律進行間歇式健走的比率及其效果

我們利用了我們之前開發的遠距離型個別運動處方系統，針對六百九十六名在二〇〇五至二〇〇七年開始間歇式健走的受試者，探討他們在之後二十二個月的期間規律進行相同訓練的比率。我們請參加者一天走十五分鐘以上的快步走（即間歇式健走三十分鐘以上），並以每星期走四天以上為目標，而幾乎所有的參加者只要某一天開始間歇式健走，當天就一定會快步走十五分鐘以上，所以我們算出：

規律運動比率＝實際上每星期進行訓練的天數／我們指示的訓練天數（一星期4天）×100％。

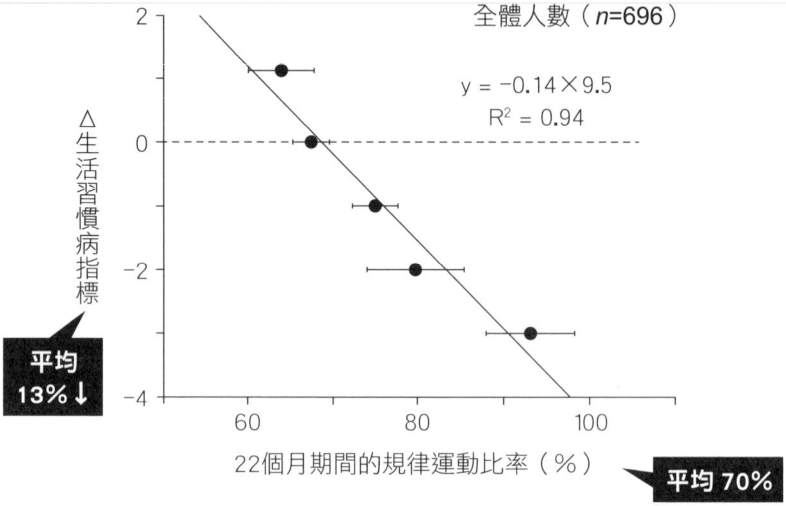

圖2-16　以696名中高齡受試者為對象探討22個月的間歇式健走期間，規律運動比率與生活習慣病指標變化之間的關係。

規律運動比率是用〔實際上每星期進行快步走的天數／運動處方中指示的快步走天數（4天）〕× 100%計算而得。生活習慣病指標則是大致根據圖２－３的標準計算出來。

圖２－16表示規律運動比率與生活習慣病指標變化之間的關係。生活習慣病改善效果如之前圖２－３所示，只要符合高血壓、高血糖、肥胖症或血脂異常症各自的診斷標準都算做一分，然後再加總計算，因此滿分即爲四分。

從圖中我們可以得知，規律運動比率愈高的人，生活習慣病的症狀就愈能得到改善。換句話說，規律運動比率在百分之九十以上（每星期訓練天數在三點六天以上）的人當中，連訓練開始前指標爲滿分四分的人其症狀也

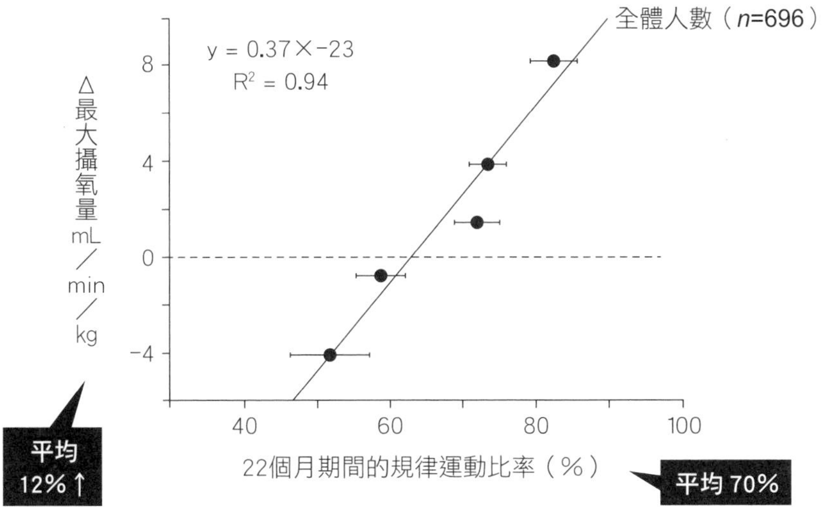

圖2-17　22個月的間歇式健走期間規律運動比率與最大攝氧量變化之關係（與圖2-16的試驗相同）

大致上完全消失了，但相反地，規律運動比率在百分之六十以下（每星期訓練天數在兩天以下）的人，症狀指標反而還多了一分，變得更爲惡化。同時我們也發現，要確實改善生活習慣病的症狀，規律運動比率必須在百分之八十以上（每星期訓練天數在三天以上）。順帶一提，訓練開始前受試者的生活習慣病指標的平均值約爲一點五分。那麼，爲什麼會有這樣的現象呢？

圖2－17顯示出規律運動比率與最大攝氧量變化之間的關係。可以看出規律運動比率愈高

的人，最大攝氧量上升得愈多。也就是說，規律運動比率在百分之六十以下（每星期訓練天數在兩天以下）的人，無法遏止隨著年齡增長而衰退的體力，最大攝氧量變低了。若想要讓最大攝氧量上升，規律運動比率必須在百分之八十以上（每星期訓練天數在三天以上）。

這代表了生活習慣病症狀的改善與最大攝氧量的改善程度近乎一致。如同前面說過的，最大攝氧量的改善包括了粒線體功能的改善，因此可以確認粒線體功能的劣化是生活習慣病的根本原因，而間歇式健走已確認是極爲有效的改善對策。

影響規律運動比率的因素

①性別

圖2－18是將二十二個月的期間內每星期訓練執行率的變化分爲男性與女性來表示。首先，讀者應該已經發現到，男性一開始的參加者人數僅有女性參加者的一半以下，這在其他的運動處方計畫中也經常可以看到這種情形。

關於這一點的理由，雖然沒有科學上的根據，但根據我過去從事本計畫的經驗，大多數的男性已經習慣長時間作爲企業組織的一員工作著，要他們憑藉自己的意志參

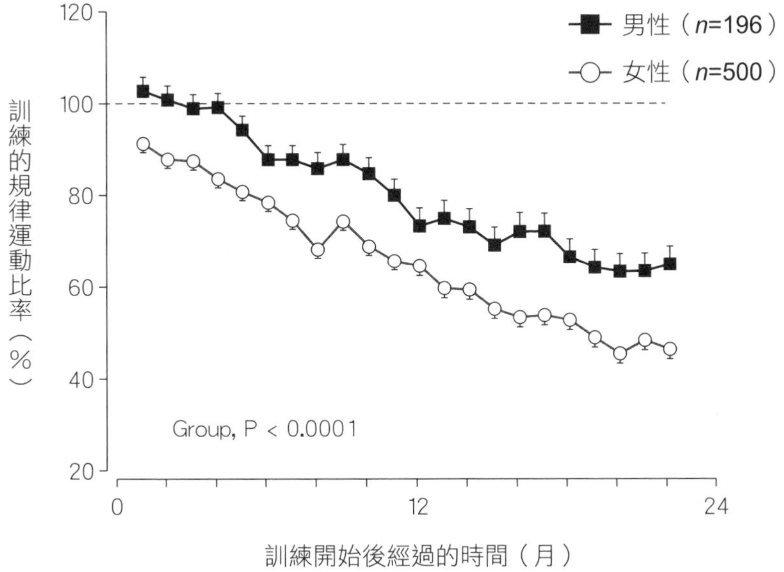

圖2-18　22個月的間歇式健走期間不同性別的規律運動比率（與圖 2-1 6的試驗相同）

加這種所謂的「志工活動」，可能會覺得有些猶豫吧！

另一方面，許多女性會把自己感興趣的事情與日常生活直接連結，不像男性會那麼公私分明，女性們對於個人自由的追求只要覺得「這個不錯」，就會進行合理的判斷下定決心。

然而，從圖中我們可以看出，一旦開始間歇式健走後，男性的規律運動比率就比女性還來得高。也就是一旦開始之後，男性比較不會改變心意而是會頑固地貫徹到底，這或許可以說是之前在組織中生存下來的男性他們的特徵吧！

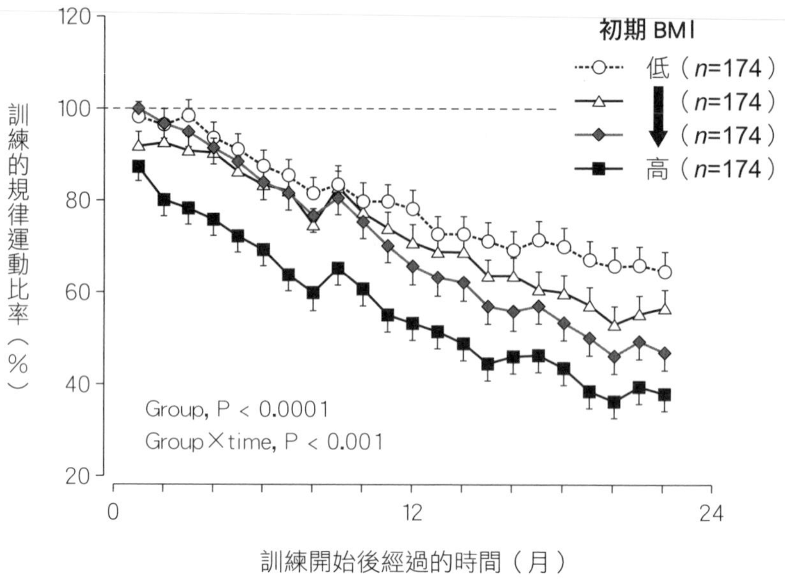

圖2-19　22個月的間歇式健走期間不同身體質量指數（BMI）的規律運動比率（與圖2-16的試驗相同）

②肥胖程度

圖2－19是將二十二個月的期間內每星期訓練執行率的變化以肥胖程度的指標BMI（身體質量指數）將受試者分成四組來表示。從圖中可以看出，愈是偏向肥胖的人，其規律運動比率就愈低。

這或許是因爲體格偏胖的人在進行間歇式健走時對膝蓋的負擔較大，所以才對這個運動敬而遠之。此外，這些人的皮下脂肪有類似隔熱材料的功能，而且體型偏胖的人皮膚血流對調節體溫的能力也比較差（這一點在後面還會詳細說明），在間歇式健走時體內產生的體熱會不容易散發到體外，所以只要一運動體溫馬上就會上升，這可能也是讓他們討厭運動的原因之一。

另外還有一種可能性，那就是因為性格上天生就不喜歡運動，所以體型才會偏胖。那不喜歡運動的性格是什麼呢？接下來就來介紹一下我們最近發現的結果。

③「懶散基因」的發現

「懶散」有「沒有毅力」「容易覺得厭煩」的意思，被我們用來形容無法持續進行間歇式健走的性格。

請大家看一下圖2－20。這張圖顯示了二十二個月的期間內每星期訓練執行率隨時間的變化，並將血管加壓素（Vasopressin）對Vla受體的基因多型性差異考慮進來比較。血管加壓素是一種參與血壓及體液調節的荷爾蒙，最近則被發現它的作用還包括了作為腦內神經細胞間傳遞信號的物質（神經傳導物質）。

所謂的基因多型性是指基因的DNA鹼基序列在不同個體間的差異，其中一種被稱為單核苷酸多型性，即DNA中的一個鹼基被另一個鹼基取代的意思。只是一般狀況下，蛋白質是由成千上萬種的胺基酸合成的，所以只是換掉一個胺基酸的程度通常

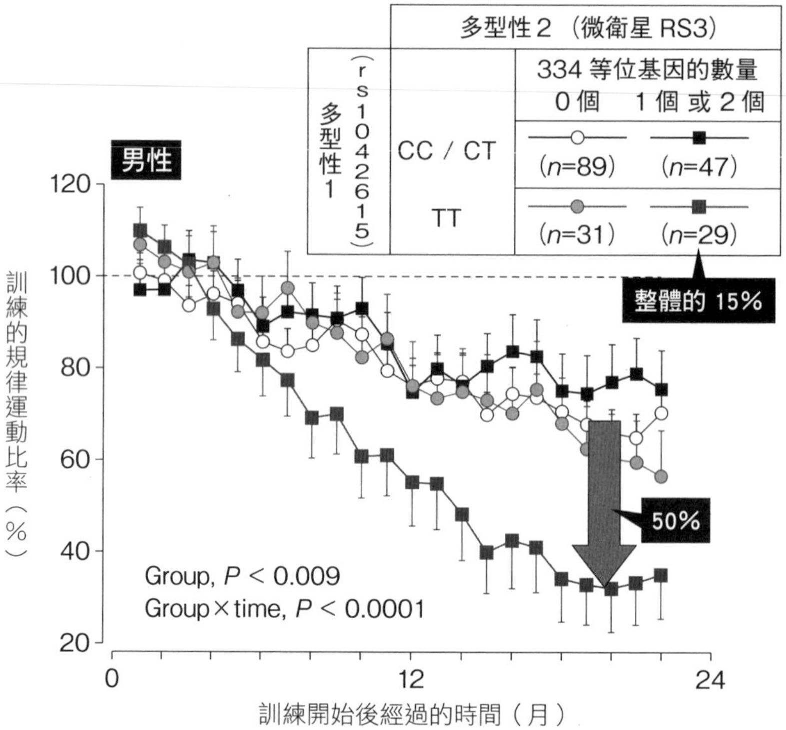

圖2-20　196名男性在二十二個月的間歇式健走期間，不同血管加壓素Vla受體基因多型性的規律運動比率。（與圖2-16的試驗相同）

基因的DNA是由腺嘌呤（A）、鳥嘌呤（G）、胞嘧啶（C）、胸腺嘧啶（T）所組成的。另一方面，由DNA轉錄合成的蛋白質，則是由胺基酸像念珠一般地串成一列而成。而哪種胺基酸應該要安排在蛋白質的哪個位置，是由存在於DNA上的三個連續鹼基對組合來決定的。因此當原本其中的一個鹼基換成其他鹼基的話，就可能造成組成蛋白質的其中一個胺基酸產生替換，合成不同的蛋白質。

多型性1是各自擁有rs1042615的鹼基組合CC、CT、TT的三種人，多型性2也有三種人，分別是完全沒有RS3微衛星DNA334的人、擁有1個的人以及擁有2個的人。

在圖中右上的分類中，我們將所有人歸納為擁有CC或CT的人、及擁有TT的人兩組，同時也將所有人歸納為完全沒有微衛星DNA334的人、及擁有一個或兩個的人兩組。然後再將各組的基因多型性條件互相組合起來，形成右上角的四組，比較其在二十二個月的期間內規律運動比率的變化。

對生活並不會造成什麼嚴重的影響。應該說，這反而表現了每個人的個性或多樣性，我們應該樂觀其成才是。舉例來說，大家都有鼻子這個器官但在形狀上都會稍有不同，同樣都是頭髮但有的人頭髮柔軟有的人頭髮剛硬……諸如此類。

除了單核苷酸多型性之外，還有一種多型性稱之爲微衛星ＤＮＡ，是一種造成人類差異性的基因多型性。所謂微衛星ＤＮＡ，是指存在於ＤＮＡ上的「重複鹼基序列」，重複的單位通常爲二至四個鹼基左右，但也有重複多次或甚至多達一百次的情況。微衛星ＤＮＡ表示的就是這種重複產生的鹼基長度。

那麼我們所比較的，是血管加壓素Vla受體基因中ＤＮＡ rs1042615位點上的鹼基（多型性１），與名爲ＲＳ３、鹼基長度爲三百三十四個的微衛星ＤＮＡ（多型性２）。爲什麼這些基因多型性會受到關注，大家可以參考【專欄３】的內容，而圖２－20表示的是男性中這些基因多型性與規律運動比率之間的關係。我們將多型性１與多型性２各自分爲兩組，再將各組的基因多型性條件組合在一起形成圖２－20右上角的四組，比較各組之間二十二個月訓練期間規律運動比率的變化。

結果顯示四組當中，擁有多型性１的ＴＴ鹼基組合且擁有多型性２中一個或兩個微衛星ＤＮＡ長三百三十四的人（占全體百分之十五），其規律運動比率從訓練開始六個月之後急遽下降，到了第二十二個月的時候與擁有其他多型性的人相比最多下降了百分之五十。

雖然還不清楚造成這種現象的詳細原因，但我們認爲可能與運動開始時是否出現血壓上升的反應有關（請參考【專欄3】）。也就是說，無法持續進行間歇式健走的其中一個原因與基因有關，而這也是爲什麼我們稱之爲「懶散基因」。

前述的性別、肥胖程度與基因多型性等訓練之前個人所擁有的特性，已證明會影響到間歇式健走的規律運動比率。那麼，面對這種討厭運動的人，要花什麼樣的心思才有辦法讓他們進行間歇式健走呢？接下來在專欄之後，就來說明我們所想到的可能可以發揮作用的做法。

專欄 3

研究「懶散基因」的契機

每當我在學會等場合發表「懶散基因」的相關內容時，經常會有人問我為什麼會想到這個基因與運動習慣的規律性有關，這其實是基於以下的研究成果。

運動時的血壓調節機制

身體在開始運動的時候會出現血壓上升的反應（稱為升壓反應），這是因為運動開始時肌肉血流量需要快速地增加，這樣才能供給所需的氧氣給活動的肌肉，讓運動能輕鬆地開始。那麼，是什麼樣的機制讓血壓在開始運動的時候上升呢？

圖2－21是將小鼠在自由行動下的腦部活動、腦血流量、血壓反射敏感度、心跳數、血壓、運動量於自主運動開始時的數值以0分表示。腦部活動以腦波的θ波與δ波之功率頻譜的比來表示，這個數值愈高就表示腦部活動得愈活躍。

另外，讀者們可能不太熟悉血壓反射敏感度這個名詞，它代表身體為了維持一定的血壓而進行回饋調節時的感受性。

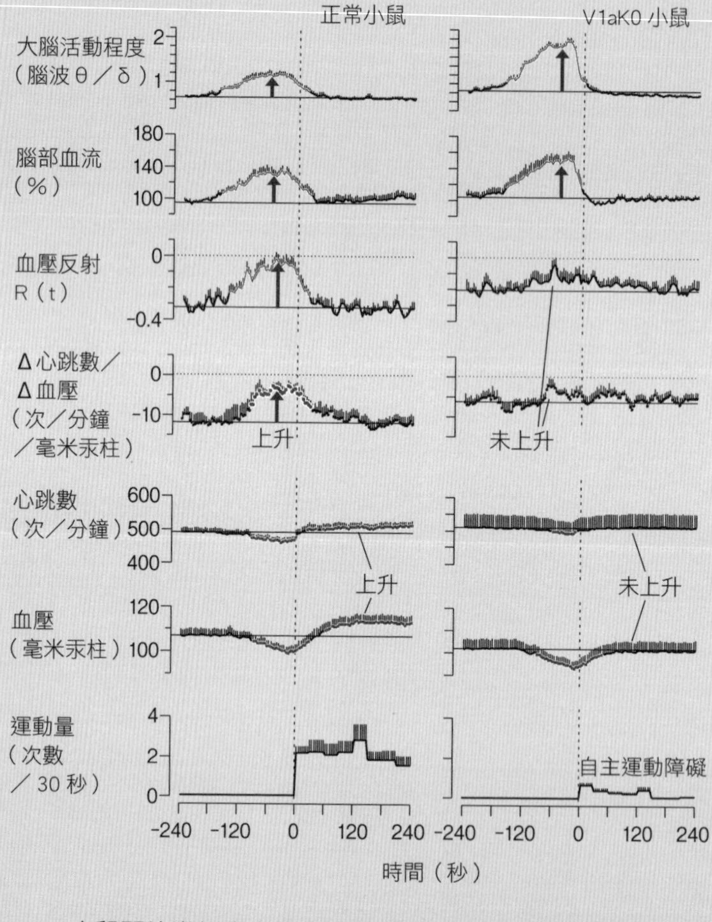

圖2-21　小鼠開始進行自主運動之前後的大腦活動量與循環系統參數

左邊為正常小鼠，右邊為血管加壓素的V1a受體缺損小鼠（KO：knockout基因剔除）之結果。所示之各個參數為兩種小鼠各8隻的平均值計算而得。每個點之垂直誤差線表示標準差（平均值的變動範圍）。

舉例來說，大家從臥姿（躺著的狀態）站起來的時候，會有暈眩的現象，但只要過了一、兩秒症狀就會消失了。要說明這個現象，就是因為姿勢變換讓血液積存在比心臟還低的靜脈，所以回流到心臟的血液量減少，此時若心跳數固定的話，一定時間內從心臟輸出的血液量（心輸出量）就會減少並讓血壓下降，於是腦部的血流量減少，讓人產生暈眩的現象。

相對於此，身體這時候會開始讓心跳數上升，進行防止心輸出量下降的回饋調節作用。由位在頸動脈、主動脈弓（以心臟為起點延伸出來的動脈會先往上延伸形成上行大動脈，接下來彎曲成為下行大動脈的彎曲部分）、負責檢測血壓的感壓接受器，發出「血壓下降了」的信號傳送到延腦（頸部後方頭蓋骨與頸椎連接處一帶）的血管運動中樞，接著中樞再發出信號讓心臟的心跳數上升。

這個機制稱為血壓反射，它的敏感度以Δ心跳數／Δ血壓表示（Δ為變化量的意思）。血壓反射敏感度愈高，就代表在血壓低到某個程度時心跳數上升的程度就愈高。附帶說明一下，圖中的**R**（t）為Δ心跳數／Δ血壓的（相互）相關函數，這個數值愈趨近於負一，就表示血壓反射機制愈積極參與血壓調節作用。所以通常情況下可以認為血壓反射靈敏度與**R**（t）具有相關性。也就是說，我們在安靜時的血壓會因為這個血壓反射機制而固定維持在比較低的程度。

接下來重新看回圖2－21。從大腦活動程度與腦部血流量的變化，可以看出小鼠在開始自主運動之前的兩分鐘以上時正在想著「我要動了」。然後與這個反應成比例的，血壓反射的敏感度「下降」（從負值往正值移動），接著在短時間內發生一連串的反應，讓血壓開始上升，小鼠也開始動作。

我們認為這個一連串的反應，是為了將最適合安靜時的較低血壓，重新設定成最適合運動的較高血壓而發生的。也就是說運動時的血壓上升反應，並不是因為運動而產生的後果，而是大腦「刻意地」將血壓升高，以便讓運動能夠順利地開始。換句話說，這其實不是血壓反射這樣的回饋調節反應，而是身體事先預測會發生的事而進行的一種前饋調節（預測控制）反應。

血管加壓素掌握著要不要運動的開關

另一方面，在人工造成血管加壓素的V1a受體基因缺損（基因剔除）的小鼠（如圖2－21右邊所示）身上，還有以藥物妨礙血管加壓素對V1a受體作用的小鼠（圖中未顯示）身上，隨著大腦活動上升而發生的血壓反射抑制作用消失，而且也沒有發生接下來的血壓上升反應，然後也不會發生自主運動。也就是說，由於運動開始時的血壓上升反應沒有出現，所以肌肉的血流量不會增加，也因此身體沒有準備好要供應足夠的氧氣給活動的肌肉，所以才可能讓身體變得無法運動。

從這次的研究結果，我們認為運動開始時的升壓反應模式，是從大腦皮質掌管自主運動的區域向延髓的血管運動中樞延伸的神經細胞，傳達出「來運動吧！」的信號而形成的，而這些神經末梢所分泌的神經傳導物質，就是血管加壓素。實際上，目前已知在血管運動中樞內名為孤束核的部位有血管加壓素的 V1a 受體大量表現的現象。所以在這次實驗中，相同受體的表現受到妨礙的小鼠之所以沒有發生升壓反應，很可能原因就出於此。

那麼，小鼠到底是在想些什麼，才讓自主運動前的大腦皮質活動出現亢進現象呢？我們猜想牠們可能正在思考著想要開始進行攝食、飲水、理毛等生存必須的行為（動機性行為）。

如果將這個現象應用到人類身上，那就是當他們想著「來進行間歇式健走吧」的時候，雖然從神經末梢會分泌出血管加壓素，將這個想法從大腦皮質傳遞到延腦的血管運動中樞，可是一旦血管運動中樞那裡的受體感受性太低的話，強力的信號就會變得無法傳達，然後無法引起升壓反應，而這可能就會讓他們的幹勁因而萎縮，換句話說，也就可能會讓他們變成了「懶散的」性格。

由於有了這樣的猜想，於是我們才進行了前面提到的調查研究，想要找出血管加壓素Vla受體基因多型性與間歇式健走規律運動比率之間的關聯性。而結果也真的證明，擁有血管加壓素Vla受體的某種基因多型性的男性，的確會比較沒有運動習慣。

不過，要如同在小鼠身上造成相同基因的缺損、或用藥物妨礙受體功能後進行觀察一般，在擁有那種基因多型性的人類身上實際觀察自主運動開始時的升壓反應是否有受到妨礙，則是今後的研究課題。

真正讓運動能夠持續下去的必要因素

就如同前面所述，間歇式健走是一種不論是誰都能簡單持續進行的運動方式。儘管如此，偶爾還是會覺得有些麻煩，有時還可能只起因於一時休息就演變成不再繼續運動下去。這邊想要告訴大家的是，爲了能夠持續運動下去，有時候眞的不能只靠個人，而是要靠社會一同努力才行。

再度說明一下有關圖2－20四種類型基因多型性的彙整結果。間歇式健走開始後的六個月期間，規律運動比率幾乎達到百分之百，而到了二十二個月時，則大約爲百分之七十。更進一步地，在最近的調查中，甚至發現十年以上的規律運動比率可達到百分之二十。除了我們的運動處方外，目前還沒有其他報告的案例有這麼高的規律運動比率。這是爲什麼呢？我們認爲有以下三個重要因素。

①與自己比較

書尾的附錄頁還會說明，我們所採用的系統，是給參加者一台「熟大 Mate」（自行開發的攜帶型熱量測定儀）記下他們本身每天的步行紀錄，並請參加者每個月一次從個人電腦終端傳送資料到伺服器電腦，將其製作成趨勢圖（成績單）後立刻回饋給參加者。也就是說，把參加者自身的努力「可視化」了。更進一步地，每六個月會驗證一次努力運動的效果，而結果也能「可視化」。只要能夠以一定的頻率在一定的期間內進行負荷強度爲個人最大體力百分之七十以上的運動，幾乎所有參加者的體力都有增強，而且隨之而來的也都能得到生活習慣病的改善效果，這個就是科學。

而結果就是，參加者都重新感受到了我們從小就被灌輸的觀念——「努力就會有所回報」。這一點對於過去經常體會到「這句話未必是眞的」的我們這個年齡層的人來說，具有極爲強烈的衝擊性。然後，因爲人類一般都擁有一種習性，會在過去與現在的延長線上預測自己的未來，所以也就會認爲「只要自己能夠持續地間歇式健走下去，就一定能永保健康有活力的狀態」，也因此就能持續下去了。

②與他人比較

松本市室內有三十六座被稱爲「福利廣場」類似各地區公民會館的場所，我們把參加者每十到二十人分成一個小組，每個月一次，他們爲了將步行紀錄傳送到伺服器電腦，會在指定日期前往最近的福利廣場集合。然後參加者在拿到伺服器電腦立刻回傳的步行趨勢圖（成績單）後，都會互相把成績單給其他成員看。這個時候如果有競爭對手的話，心情上一定會不想輸給對方吧！或者說，當自己拿天氣太冷、太熱之類的藉口偷懶的時候，如果看到集合的參加者中有人不受天氣影響依然努力運動的話，應該也會覺得內疚吧！還有，如果覺得自己這個月來都非常認眞地運動，應該也會有想要把自己的成績拿給其他參加者看的炫耀心情吧！就像這樣，在意他人的評價也是讓人能夠持續運動下去的一種重要因素。

③同好團體的培養

在我們的計畫中，並非只進行間歇式健走，還會有每個月一次的「同歡會」，是一種讓參加者可以自由提案並實行的模式。計畫內容從大家一起聚會去哪裡享用美食，到為了測試自己每天努力後的體力增強效果而組隊去霧峰高原健行或去中仙道的老街散步等，非常地多樣化，藉由這種活動讓大家產生「同伴意識」。

更進一步地，最近我們的間歇式健走計畫還開展到長野縣以外，並開始與其他的團體進行交流會。前一陣子長野縣松本市也和秋田縣由利本莊市舉行了會員交流會，互相介紹了彼此的間歇式健走計畫、還交流了各個故鄉當地的歌謠或舞蹈，現場非常熱鬧。舉辦這樣的活動同樣會讓人意識到自己屬於某個同儕團體產生歸屬感，而且也會產生「同伴意識」，想著自己要更加努力、讓自己所屬的團體更加鬥志高昂才不會輸給其他團體。

以上三點，也就是自己的努力、效果的「可視化」以及「同伴意識的養成」，是我們認為讓大家能夠持續進行間歇式健走的必要因素。在這裡，再介紹一個推動這個想法的故事。

生活習慣病是傳染病嗎？

請大家看一下圖2－22。這是跟我們一起共同研究的哥本哈根大學班特．佩德森（Bente Pedersen）教授提倡的概念——「不活動症候群（The diseasome of physical inactivity）」。首先，讀者們不妨回想一下身邊那些討厭運動的群體，這個群體中是不是經常有人患有糖尿病、心血管疾病、憂鬱症、認知障礙或癌症等疾病呢？

如果答案是肯定的，佩德森教授認為，這些疾病其實就像一種在討厭運動的人群裡發病的傳染病。也就是說，如果周圍的人都不喜歡喜歡運動，那麼只有自己是不會想要運動的。或者是說，如果周圍的人都在吃速食的話，只有自己也不會想去吃健康

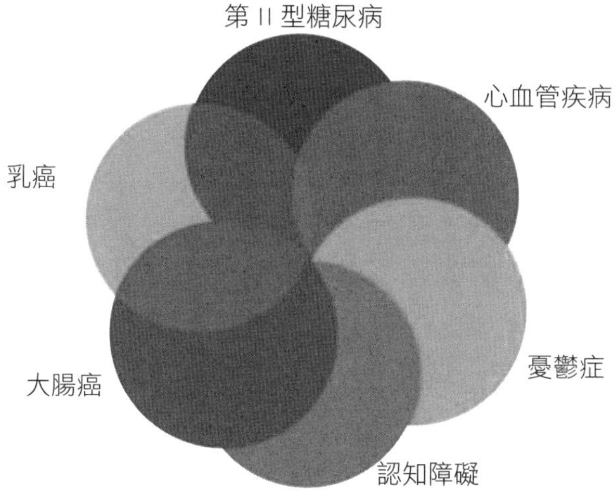

圖2-22　不活動症候群（The diseasome of physical inactivity）
——因運動不足而出現的症候群

的食物。這是因爲人類是一種無法一個人獨自生存、會不斷地受到周圍影響的「群體生物」。

也因此這位教授主張，「在目前的醫療場合，遇到這一類疾病時最好不要一對一進行治療」「除了流行性感冒或霍亂等各式各樣的傳染病之外，遇到這一類的疾病時，必須動員地區社會來處理及封鎖它們」。

大家會不會覺得我們以間歇式健走爲核心的運動處方系統，其實與這位教授的主張非常相似呢？

所以如果是住在尚未有這種模式的地區的人想讓自己更健康的話，可以尋找喜歡運動的同好進行交流，參加運動喜好者的聚會，或是邀請周圍的人一起運動，這樣應該就可以讓間歇式健走長久持續下去了。

還有，如果再加上接下來第3章即將介紹的，可以讓訓練效果更上一層樓的攝取優質食物等方式，然後更加感受到訓練效果的話，那應該就更能持續運動下去了。

第3章
讓「間歇式健走」更有成效的科學

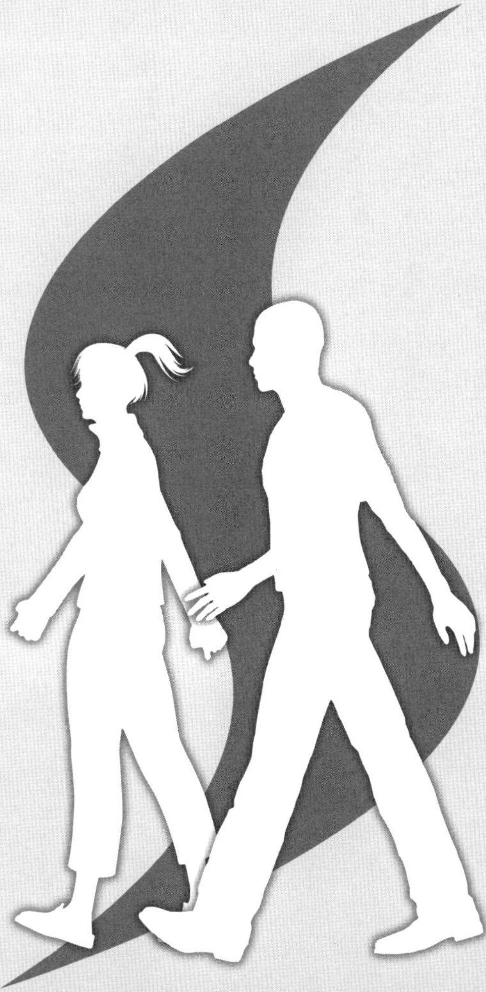

31 間歇式健走與營養補充品

不只是間歇式健走，身體在剛開始運動時，由於肌肉和心肺功能還無法充分準備好來供應氧氣，所以會利用肌酸系統或醣酵解系統等無需氧氣的厭氧代謝系統。再加上粒線體的功能會隨著年齡增長逐漸衰退，因此體內會產生乳酸，然後引起氣喘或肌肉疼痛的現象。似乎有不少人就是因爲這樣才會對運動抱有敬而遠之的態度。

既然如此，讀者們之中或許有人會想說，如果有什麼營養補充品只要吃了就可以讓乳酸不容易產生的話，那間歇式健走應該就可以更輕鬆一點了吧？事實上現在眞的有好幾種營養補充品的效果是值得期待的，而且市面上也有在販售。現在來介紹其中一種營養補充品的實證效果研究報告：五胺基酮戊酸（ＡＬＡ：**5-Aminolevulinic Acid**／ＳＢＩ **Pharmaceuticals** 公司，東京）。ＡＬＡ是一種只要我們活著，體內就會不斷合成、分解的物質，而不是藥品般的人工物質。

在實驗中，以過去已進行六個月以上間歇式健走的十位中高齡女性爲對象，請她

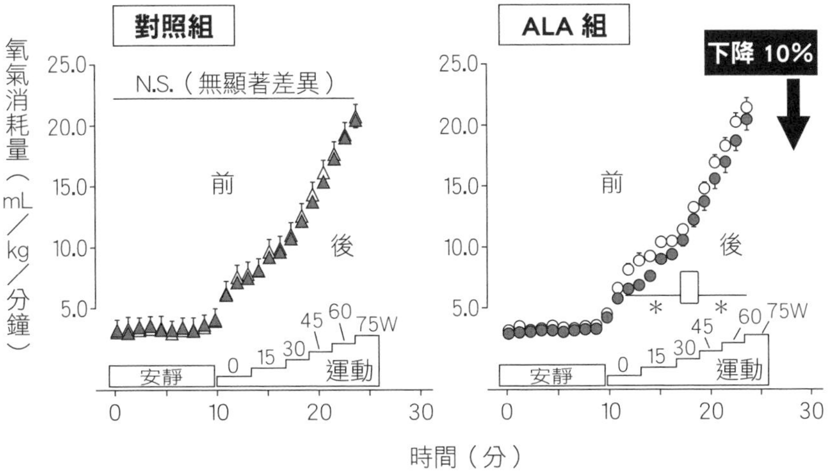

圖3-1　攝取營養補充品ＡＬＡ情況下的間歇式健走

以過去已進行六個月以上間歇式健走且目前仍在進行的十位中高齡女性為對象，請她們分別連續六天服用五胺基酮戊酸（ＡＬＡ）及安慰劑（作為對照組）。兩個試驗觀察期之間插入一星期的無試驗期。試驗觀察期的順序為隨機進行。在各試驗觀察期的前後利用腳踏車測功器實施負荷漸增運動，並測定期間的氧氣消耗量（VO_2）。各點所示為十位受試者之平均值，每個點之垂直誤差線代表標準誤差（平均值的變動範圍）。

＊：表示在$P < 0.05$之顯著水準下，與試驗前相比具有統計學上之顯著差異。

們連續六天分別服用ＡＬＡ及安慰劑（外觀類似但不含有效成分的偽藥）。結果顯示，與服用安慰劑的小組相比，服用ＡＬＡ的小組在固定的運動負荷下氧氣消耗量下降（圖３－１），二氧化碳產生量下降，血中乳酸濃度的上升受到抑制（圖３－２），六天的服用期間內進行間歇式健走的天數與運動量都上升（圖３－３）。這些結果表示出攝取ＡＬＡ可以改善粒線體對氧氣的利用效率，讓人們在進行間歇式健走時可以更爲輕鬆。

那爲什麼可以產生這種效果呢？請大家看一下圖３－４。ＡＬＡ是粒線體內電子傳遞鏈的代謝過程中，構成複合物Ⅳ的成分。粒線體會燃燒葡萄糖和脂肪酸，將其中蓄積的化學能量轉換爲化學物質三磷酸腺苷（ＡＴＰ），而ＡＴＰ是體內各種生化反應會使用到的能量。如果一口氣進行這個能量的轉換過程，會耗損掉許多能量，所以其過程會像擁有水車的水道一樣，階梯式地分成好幾個階段慢慢地將能量釋放出來。這條水道所比喻的就是電子傳遞鏈，而水是電子的比喻，階梯、水車則是由複合物Ｉ～Ⅳ構成的能量釋放裝置。

不過，當粒線體的功能因爲年齡增長而逐漸衰退時，複合物Ⅳ的流程會變得特別不順暢，造成電子鬱積，於是從電子傳遞鏈溢出（這些溢出的電子會形成活性氧，是造成生活習慣病的原因）。也就是說，好不容易產生的電子卻沒有用在ＡＴＰ（能量）的形成過程上，身體只好動員不會用到氧氣的能量供應系統（厭氧代謝系統），然後就產生乳酸了。相對地，如果藉由從外界補充ＡＬＡ讓複合物Ⅳ的功能恢復，改善電子的傳遞過程，抑制乳酸的產生，那運動應該就可以變得輕鬆許多了。

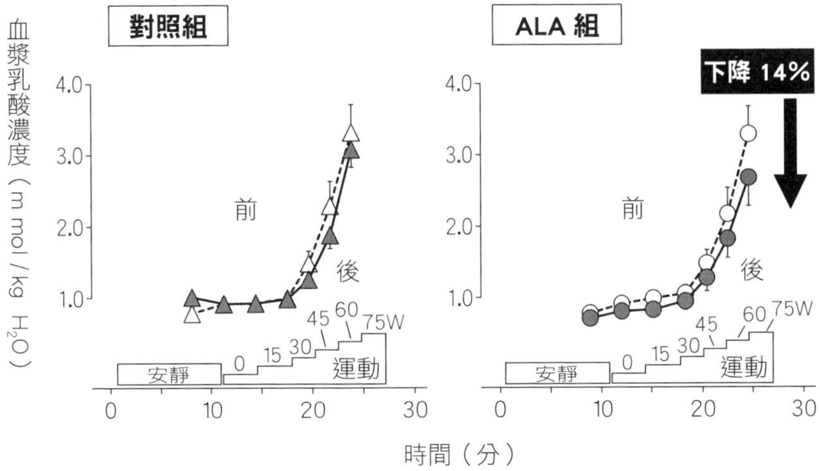

圖3-2　與圖 3 － 1 進行相同之負荷漸增運動時的血漿乳酸濃度
其他簡寫及各符號之意義與圖 3 － 1 相同。

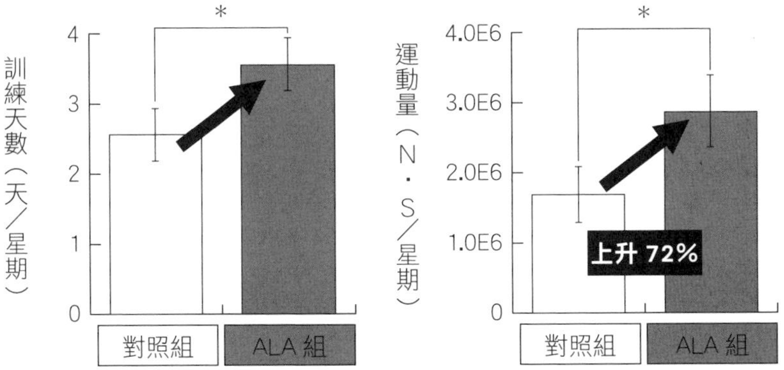

圖3-3　與圖 3 － 1 相同試驗下於觀察期間的訓練天數，以及利用加速度感測器測定到的衝量（體重×加速度範數），以此表示運動量。

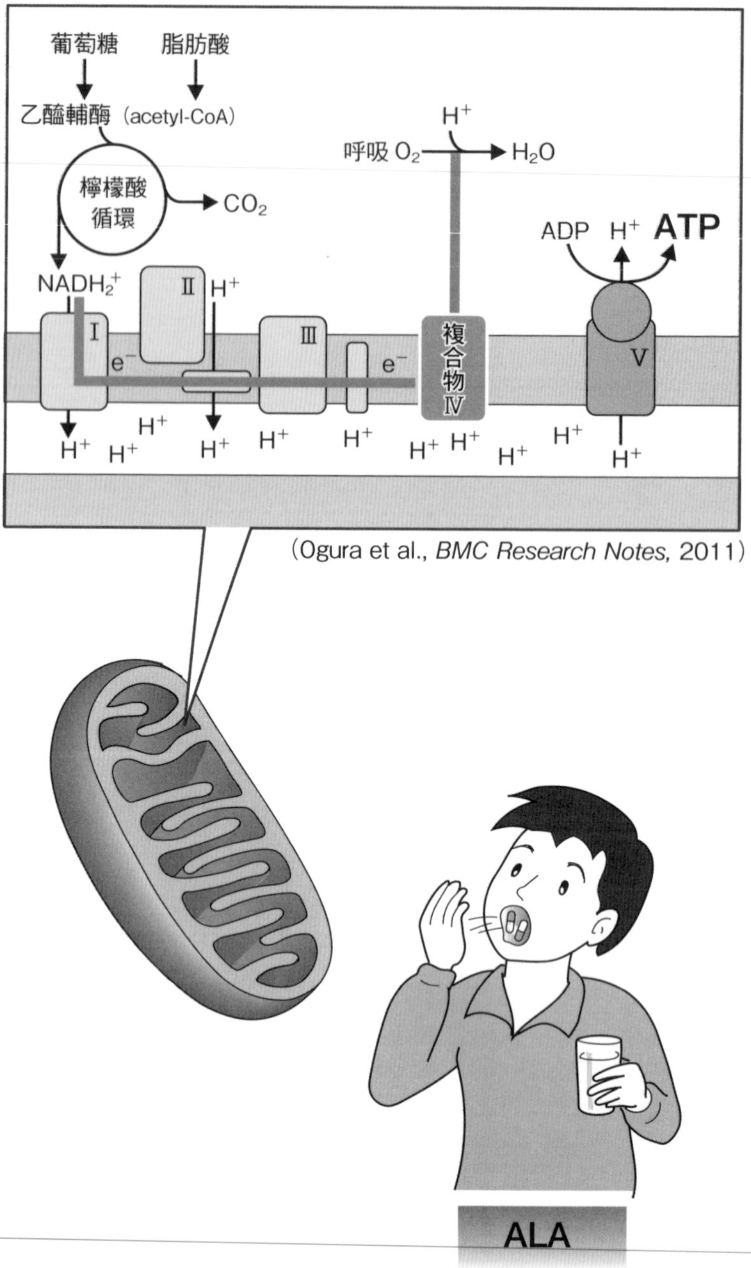

圖3-4　粒線體之電子傳遞鏈

五胺基酮戊酸（ＡＬＡ）為複合物IV之成分

接下來，我們針對憂鬱症患者中在身體及心靈上對運動比較感到排斥的人，驗證了這個營養補充品可否作爲導入運動處方的一個手段。實驗步驟與前述中高齡受試者的情況大致相同。而結果顯示，憂鬱症患者在固定的運動負荷下，氧氣消耗量及二氧化碳產生量都有減少，乳酸產生量也受到抑制。同時還讓運動量增加，且作爲憂鬱症狀指標的蒙哥馬利憂鬱評量表（ＭＡＤＲＳ：Montgomery–Åsberg Depression Rating Scale）也得到改善（圖３－５）。關於運動能夠改善憂鬱症狀的機制，就如同先前所述，可能與腦源性神經營養因子（ＢＤＮＦ）的參與有關。這個理論的主要依據，在於有報告指出憂鬱症患者血中的該因子濃度是下降的，但隨著症狀改善後，血中該因子的濃度也會增加。

從以上結果顯示，對於不易導入包括間歇式健走在內等運動習慣的人，或許可以試試看這個產品。

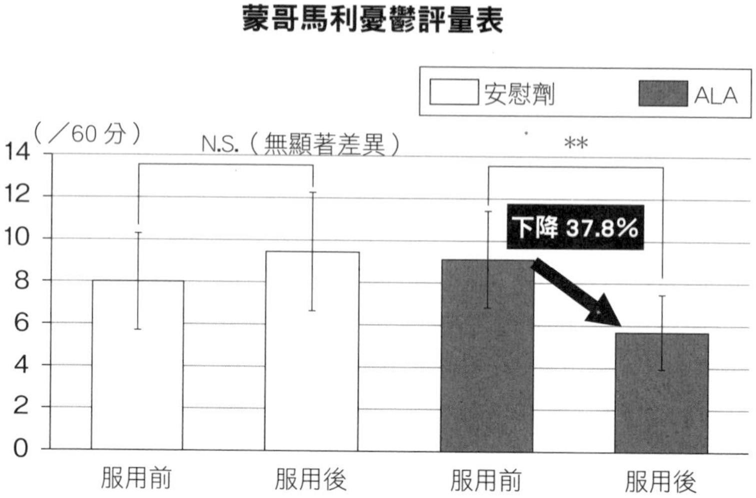

圖3-5　服用ＡＬＡ與憂鬱症之蒙哥馬利憂鬱評量表

以被診斷為憂鬱症的9名女性患者為對象，進行與圖3-1相同步驟，服用五胺基酮戊酸（ＡＬＡ）的效果驗證實驗。將試驗觀察期後憂鬱症之蒙哥馬利憂鬱評量表（Montgomery–Åsberg Depression Rating Scale：MADRS）分為對照組及服用ＡＬＡ組兩組顯示。柱狀圖代表各條件下9位受試者之平均值，各柱狀圖上之垂直誤差線代表標準誤差（平均值之變動範圍）。

＊＊：表示在P＜0.01之顯著水準下，與試驗前相比具有統計學上之顯著差異。

32 在間歇式健走後攝取乳製品的話……

在進行最大攝氧量百分之六十以上強度的運動時，能量來源幾乎全都靠肌肉內的肝醣。因此一旦進行這種強度的運動，身體在運動結束的三十分鐘以內會爲了恢復肝醣而積極從血液中吸收葡萄糖。這段時間在運動營養學的領域裡被稱爲消除疲勞的黃金時期。最近還發現在這個時期除了會積極吸收葡萄糖外，也會促進胺基酸的吸收，因此如果在這個時機點除了攝取葡萄糖以外，還攝取蛋白質的話，不只可以消除疲勞，還能提升肌力、改善生活習慣病。接下來就來說明這些研究成果應用在間歇式健走的結果。

肌肉變得更強壯

很多人都知道如果在肌肉訓練後攝取蛋白質補充品的話，肌肉就能變得更強壯。卻不清楚間歇式健走這種步行性的運動是否會有同樣的效果。

而我們則是針對已經進行六個月以上的間歇式健走訓練，效果已達到極限、無法期待未來肌力能夠增強的中高齡女性，請她們再進行五個月的間歇式健走訓練，同時將她們分成兩組，一組是什麼都未攝取的對照組，另一組則是（攝取）乳製品組。乳製品組所用的為市售之含有乳蛋白質加醣類的營養補充品（熱量兩百大卡、乳蛋白質七點六公克、醣類三十二點五公克、脂質四點四公克），請受試者在每天間歇式健走後的三十分鐘內服用。

結果如圖3－6所示，經由電腦斷層掃描判定，乳製品組的膝蓋彎曲肌肉（膕繩肌，Hamstrings）的體積增加了百分之三，同時膝蓋彎曲肌力增加了百分之十六。

這個機制在於，當人體在進行間歇式健走這種個人會感到稍微吃力的快步運動時，會讓肌纖維發生微小的損傷。對於這種情形，身體會在運動完後立刻發生修復反應，此時因為身體需要肌纖維的成分胺基酸，所以胺基酸會加速進入肌肉內。在這個

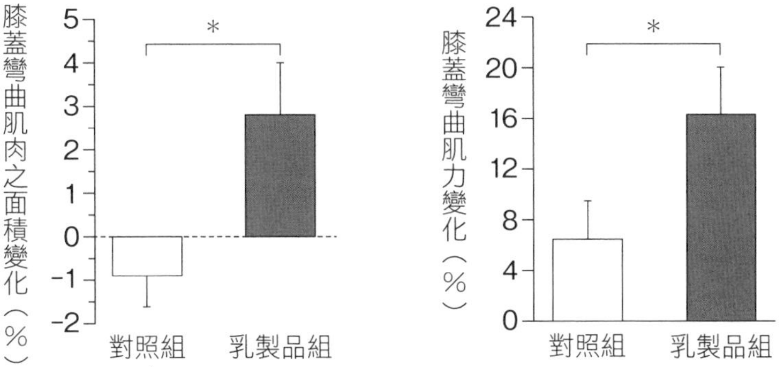

圖3-6　合併進行間歇式健走與攝取乳製品後所產生的肌力提升效果

將已經進行6個月以上間歇式健走、效果已達到極限的中高齡女性，分為未進行任何措施之對照組與（攝取）乳製品組，然後請她們進行5個月的間歇式健走。柱狀圖所表示的為對照組18位與乳製品組17位受試者的平均值。各柱狀圖上之垂直誤差線表示標準誤差（平均值之變動範圍）。

＊：表示在P＜0.05之顯著水準下，與對照組相比具有統計學上之顯著差異。

時間點如果攝取乳蛋白質（胺基酸）作爲原料，就可以更有效率地讓胺基酸進入到肌肉內。而營養補充品內所含的醣類，則是因爲身體在攝取到醣類後會分泌胰島素，胰島素能加快胺基酸進入肌肉的速度，促進肌纖維的合成（蛋白同化作用）。然後這個時候身體不只會修復肌纖維，還會合成少量多餘的肌纖維，於是肌肉就肥大了，也可以把這個現象當作是肌肉對於運動的一種適應反應。

如同前面敘述過的，生活習慣病的根本原因其實是老年性肌少症（Sarcopenia）。因此在間歇式健走後攝取乳製品所提升的肌力，也會成爲改善生活習慣病的重要因素，接下來就來針對這一點進行說明。

抑制慢性發炎

與前一個研究相同，我們還是以已進行六個月以上的間歇式健走訓練，提升肌力與改善生活習慣病症狀的效果已達到極限的中高齡女性爲對象，將受試者分成三組，分別是只有進行間歇式健走（對照組）、間歇式健走＋攝取低量乳製品組（低量乳製品組）、間歇式健走＋攝取高量乳製品組（高量乳製品組），接著再進行爲期五個月的間歇式健走訓練，測定訓練前後的肌力與發炎促進基因的甲基化情形。

其中的攝取低量乳製品，是讓受試者每天交替攝取市售之「六片裝加工乳酪中的一片」或「四杯裝優酪中的一杯」（試驗觀察期間每天的平均攝取量含有總熱量五十九點五大卡、蛋白質四點一公克、醣類二點五公克、脂質三點七公克）。另外，攝取高量乳製品組則是每天攝取市售之「六片裝加工乳酪中的一片」＋「四杯裝優酪中的兩杯」（試驗觀察期間每天的平均攝取量含有總熱量一百七十一大卡、蛋白質十二點三公克、醣類九點四公克、脂質九點四公克）。

結果顯示，受試者在訓練之後，高量乳製品組的肌力平均增加了百分之八，對照組沒有增加，低量乳製品組的增加量則是中間值。另外，針對在引起發炎反應的過程中扮演核心角色的 NFkB1、NFkB2 兩個基因的甲基化（不活化之程度）情形，高量乳製品組與訓練前相比各增加了百分之二十九、百分之四十四，對照組沒有變化，低量乳製品組的增加量則同樣是中間值（圖3－7）。

因爲讀者們在看到對照組不增反降的數據後，可能會產生進行了「間歇式健走」反而會讓症狀「惡化」的誤會，所以在這裡我要再多加說明。這個原因可能是本節最前面所述，由於受試者之前已進行過六個月以上的間歇式健走訓練，各種改善的效果已經達到極限，接著又再進行了五個月的長時間訓練，所以很可能受到季節變動的影響。在我們別項研究當中，也發現從夏季到冬季的過程中，即使持續地進行間歇式健走訓練，也會發生發炎促進基因的「去」甲基化。推測原因與攝取的熱量增加、飲食內容的變化有關。換句話說，如果對照組沒有進行間歇式健走訓練的話，發炎相關基因很可能會出現更高比例的去甲基化（活性化）現象。

接著，將所有基因的甲基化以路徑分析進行全面測定後，從結果當中我們還發現了高量乳製品組與對照組相比，除了 NFkB1、NFkB2 以外的發炎促進基因群與癌症相關基因群的甲基化都有亢進的現象，意即這些基因的活性都受到了抑制。

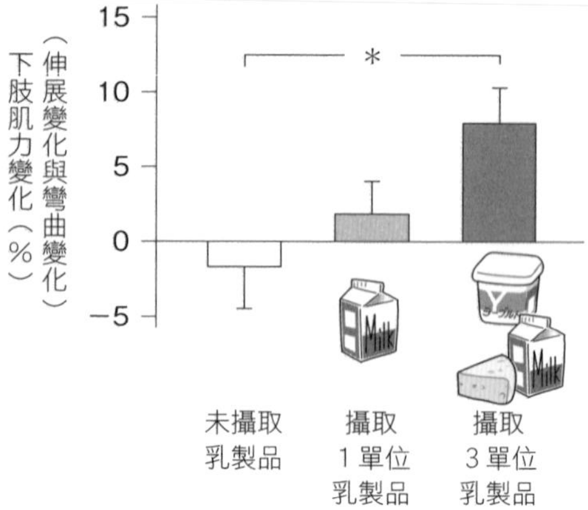
下肢肌力變化（%）
（伸展變化與彎曲變化）
15
10
5
0
−5
*
未攝取 乳製品
攝取 1單位 乳製品
攝取 3單位 乳製品

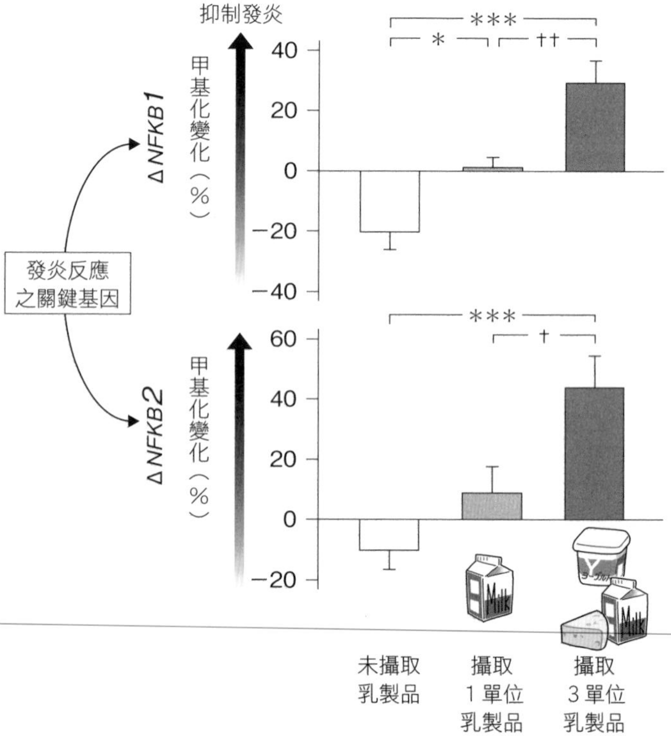
發炎反應之關鍵基因
ΔNFKB1
ΔNFKB2
抑制發炎
甲基化變化（%）
40
20
0
−20
−40
***
*
††
60
40
20
0
−20
***
†
未攝取 乳製品
攝取 1單位 乳製品
攝取 3單位 乳製品

從以上的結果我們可以得知，比起「只有運動」，「運動＋攝取乳製品」更能促進肌力提升以及抑制體內的慢性發炎反應。

那爲什麼會發生發炎促進基因的不活性化現象呢？理由就在於只要我們在間歇式健走後攝取乳製品，不僅能促進肌力提升，肌肉內的粒線體也會得到活化，於是就不會排出活性氧等「廢氣」，其產生的結果就是有效抑制慢性發炎。

圖3-7　合併進行間歇式健走與攝取乳製品後所產生的發炎抑制效果

將已經進行6個月以上間歇式健走，效果已達到極限的中高齡女性，分成未進行任何措施之對照組、（攝取）低量乳製品組和（攝取）高量乳製品組，然後請她們進行5個月的間歇式健走。柱狀圖所表示的為對照組12位、低量乳製品組12位和高量乳製品組13位受試者的平均值。各柱狀圖上之垂直誤差線表示標準誤差（平均值之變動範圍）。

＊、＊＊＊：表示在P＜0.05、P＜0.001之顯著水準下，與對照組相比具有統計學上之顯著差異。

†、††　：表示在P＜0.05、P＜0.01之顯著水準下，與低量乳製品組相比具有統計學上之顯著差異。

改善生活習慣病的症狀

討論到現在，接下來該探討的，就輪到生活習慣病的症狀在實際上是否眞的有所改善了呢？爲了驗證這個疑問，我們以已經進行六個月以上的間歇式健走訓練，效果已達到極限的受試者爲對象進行爲期五個月的試驗，並將受試者分爲兩組，分別爲間歇式健走＋服用安慰劑（對照組），以及間歇式健走＋攝取乳製品（乳製品組），測定訓練前後糖化血色素（HbA1c）的濃度，該數值能反映出過去一個月的血糖平均值。

結果如圖3－8所示，對照組的糖化血色素（HbA1c）數值惡化，而乳製品組的數值則沒有變化。對照組糖化血色素數值惡化的理由，應該是因爲試驗期是從秋季到隔年春季的寒冷時期，所以受到飲食習慣的影響所致。由於冬季會增加熱量的攝取，所以的確會發生體重增加及血糖上升的現象。另外，如同前面所說的，以NFkB2之甲基化爲指標的發炎反應在冬季的惡化或許也是原因之一。相對地，在間歇式健走後攝取乳製品可以更加改善粒線體的功能，不論有沒有攝取到過剩的卡路里，都能將血糖維持在低值。

此外，如圖3－8所示，與對照組相比，攝取乳製品組的血漿白蛋白量下降與血

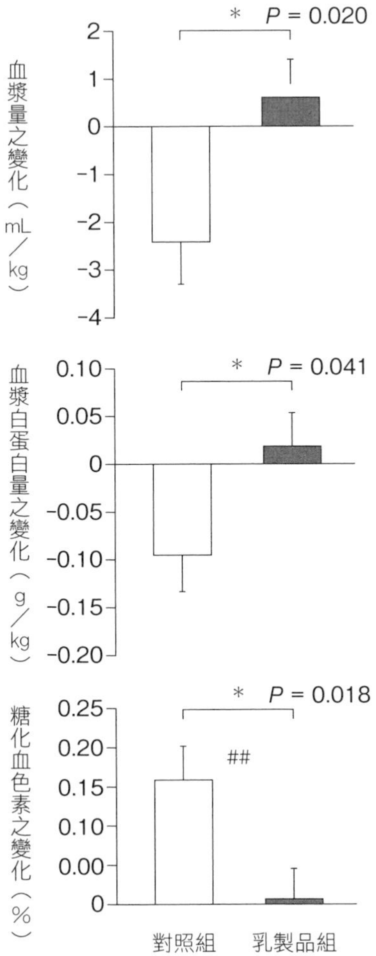

圖3-8　**間歇式健走與攝取乳製品對生活習慣病指標之改善效果**

針對已經進行6個月以上間歇式健走、效果已達到極限的中高齡男女受試者，將其分成未進行任何措施之對照組與、（攝取）乳製品組後，請受試者進行5個月的間歇式健走。柱狀圖所表示的為對照組12位及乳製品組14位受試者的平均值。各柱狀圖上之垂直誤差線表示標準誤差（平均值之變動範圍）。

＊：表示在P＜0.05之顯著水準下，與對照組相比具有統計學上之顯著差異。

漿量減少的現象都有受到抑制。血漿白蛋白在肝臟合成後釋放到血液中，當血中白蛋白的濃度上升時，讓血管內外產生滲透壓差（膠體滲透壓），將水分從血管外拉進血管內，讓血漿量增加。這個在肝臟合成胺基酸的反應，和前面曾說過的胺基酸進入肌肉的反應一樣，在進行過間歇式健走這類稍微吃力的運動後，三十分鐘內會有亢進的現象。因此，在這個時間點只要攝取含有合成原料醣類和乳蛋白質的乳製品，不但可以增加血漿白蛋白的量，也可以增加血漿量。而血漿量的增加又如先前說明過的，能夠增加單次心跳輸出量和最大攝氧量，提高包括肌肉在內各末梢臟器對氧氣的利用能力。也就是說，伴隨著組織內粒線體功能改善而提高的氧氣消耗能力，循環系統為了適應這個現象也會強化自身功能。

另一方面，為什麼對照組會有血漿量減少的現象呢？這可能是前面說過的作用機制導致冬季會比較容易產生發炎反應，於是抑制肝臟內的白蛋白合成。相對地，若是在冬季進行間歇式健走後攝取乳製品的話，就能抑制血漿量減少的現象。大家都知道在冬季因為血液濃縮的關係，會出現比較多患有心肌梗塞或腦梗塞等循環系統疾病的患者，而從前面的說明我們可以得知，若是想要預防這種情況光靠運動是不夠的，必須在運動後攝取乳製品，才能夠讓運動的效果更加確實。

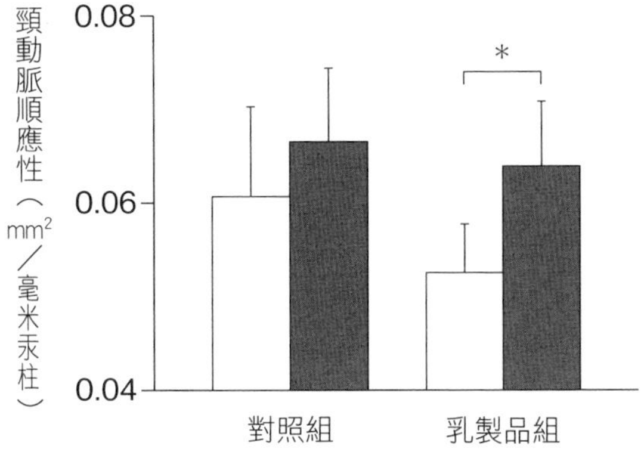

圖3-9　間歇式健走與攝取乳製品對頸動脈順應性（柔軟度）之改善效果

以已經進行6個月以上間歇式健走，效果已達到極限的中高齡者為對象，請他們進行2個月的腳踏車運動訓練，並在訓練期間於運動結束後攝取乳製品。訓練結束後，驗證對頸動脈順應性之效果。白色柱狀圖與黑色柱狀圖分別表示對照組12位及乳製品組11位受試者於訓練前、後的平均值。各柱狀圖上之垂直誤差線表示標準誤差（平均值之變動範圍）。

＊：表示在P＜0.05之顯著水準下，與訓練前的數值相比具有統計學上之顯著差異。

再者，倘若可以預防循環系統疾病的話，在針對同樣受試者的其他試驗裡，也得到了運動後攝取乳製品可以讓血管更爲柔軟的結果。我們這次以中高齡男性爲對象，請他們進行負荷強度爲最高氧氣消耗量百分之六十的腳踏車運動，一天六十分鐘，每星期三天，持續進行兩個月，並在訓練期間攝取安慰劑與乳製品。結果如圖3－9所示，訓練後攝取乳製品的組別頸動脈變得更爲柔軟。由於動脈硬化是因爲血管內皮與實質之間蓄積的膽固醇引發了炎症反應所致，所以可能是因爲運動後攝取乳製品抑制了這個炎症反應。

從以上的結果證明，在間歇式健走後馬上攝取乳製品可以促進身體的慢性發炎抑制反應，並改善生活習慣病的相關症狀。

33 「間歇式健走＋攝取乳製品」還有更驚人的效果

不知道大家還記不記得二〇一一年發生東日本大震災的時候，媒體曾報導過「爲了節能省電而中暑」的相關新聞。當時所有的核能發電廠都停止運轉，大家都在擔心電力是否足以供應夏天的冷氣使用。在那樣的狀況下，我們的研究突然受到矚目，研究的結論是「在進入夏季之前，進行感到稍微吃力的運動約十五分鐘後再喝一杯牛奶的話，能夠讓身體變得更能耐熱」。也就是說，人類的體熱是透過皮膚血流和流汗向外界散熱的，而在運動後攝取乳製品能夠明顯改善這個功能，進而降低中暑的風險。有關完整的人類體溫調節機制，大家可參考【專欄４】，在這裡則先介紹一下這個研究成果。

增加皮膚血流量

圖3－10是請年輕人在氣溫30℃的房間內踩腳踏車時，在注射生理食鹽水點滴與未注射點滴的情況下，調查食道溫度、腦溫與皮膚血流的關係。

雖然測定食道溫度的細探針是從鼻孔插入的，但因爲前端剛好會固定在心臟左心房的後側，所以食道溫度也可以反映出左心房內血液的溫度。另外，因爲左心房的血液會在下一次的心室收縮時送到腦部，所以圖中橫軸的食道溫度也可以反映出腦溫。

如圖3－10所示，未注射點滴的情況下，一旦食道溫度達到37.6℃時，皮膚血流就不會增加。另一方面，在注射點滴的情況下，即使食道溫度達到37.6℃，皮膚血流還是會持續增加，以因應這種溫度上升的現象。換句話說，如果透過點滴讓血液量增加的話，能讓皮膚血流量增加，並且還能促進體溫調節反應，這是因爲血流量能夠決定身體調節體溫的能力。

其實一般會建議大家在運動時喝運動飲料，就是爲了恢復因爲流汗而減少的血液量，進而改善體溫調節能力。因此，在運動飲料上所希望得到的效果，就在於不會蓄積在胃內、能夠從腸道迅速吸收，以及快速恢復血液量三點，爲了改善這些重要因素，

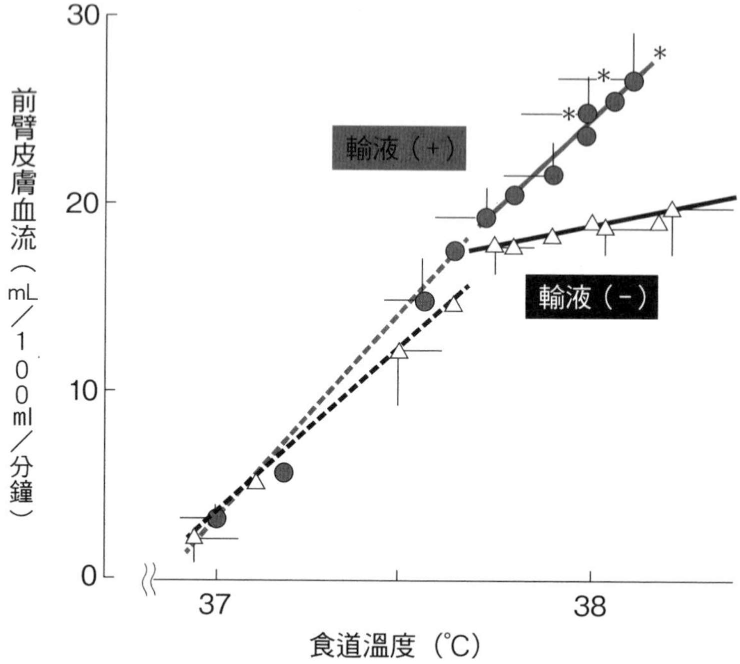

圖3-10　炎熱環境下運動時的輸液效果

以6名年輕男性為對象，在氣溫30℃、相對溼度百分之二十的環境下，進行相當於最大攝氧量百分之六十的腳踏車運動五十分鐘，對於在後段三十分鐘以0.29毫升/公斤/分鐘的速度給予輸液（輸液（＋）：●）及未進行輸液（輸液（－）：△）的受試者，比較其食道溫度與前臂皮膚血流的關係。各符號代表6名受試者的平均值。垂直、水平誤差線代表標準誤差（平均值的變動範圍）。

＊：表示在P＜0.05之顯著水準下，與輸液（－）相比具有統計學上之顯著差異。

過去已進行過非常多研究。然而，運動飲料的目的主要還是在於防止因流汗造成脫水導致體溫調節能力變差，並沒有將增加血液量讓身體更能耐熱作為目的。後文會再說明關於運動飲料開發的細節，以及其與攝取乳製品在利用方法上的區別。

那麼要怎麼樣才能讓血液量增加呢？最簡單的方式就是增血（Blood Doping）。例如要參加馬拉松等競賽的選手，在競賽開始前數個星期將自己的血液預先儲存在醫療機構內，然後在比賽前再將血液輸回自己體內。不過，這種方式是違規的。

那難道就沒有簡單又合法的方式可以增加血液量嗎？答案是有的，那就是在運動後馬上攝取乳製品。對此，我們進行了交叉設計的試驗，也就是請同樣的受試者在進行最大攝氧量百分之八十以上的高強度運動與百分之三十的低強度運動各三分鐘，重複進行五組，也就是「間歇式訓練」，分別於訓練後三十分鐘以內攝取我們自行調配（非賣品）的乳製品（醣類三十五公克、乳蛋白質十二公克）或是安慰劑（醣類七公克）。在進行兩種條件的試驗中間會插入兩星期以上的空白期後再進行下一種試驗。

圖3－11為探討年輕人與中高齡者在血漿白蛋白量與血漿量的變化之結果。從圖中我們可以看到，首先在攝取乳製品的條件上，不論是年輕人或中高齡者，在攝取後一小時以內，與攝取安慰劑之條件相比，血漿白蛋白量與血漿量均有所增加，且這個

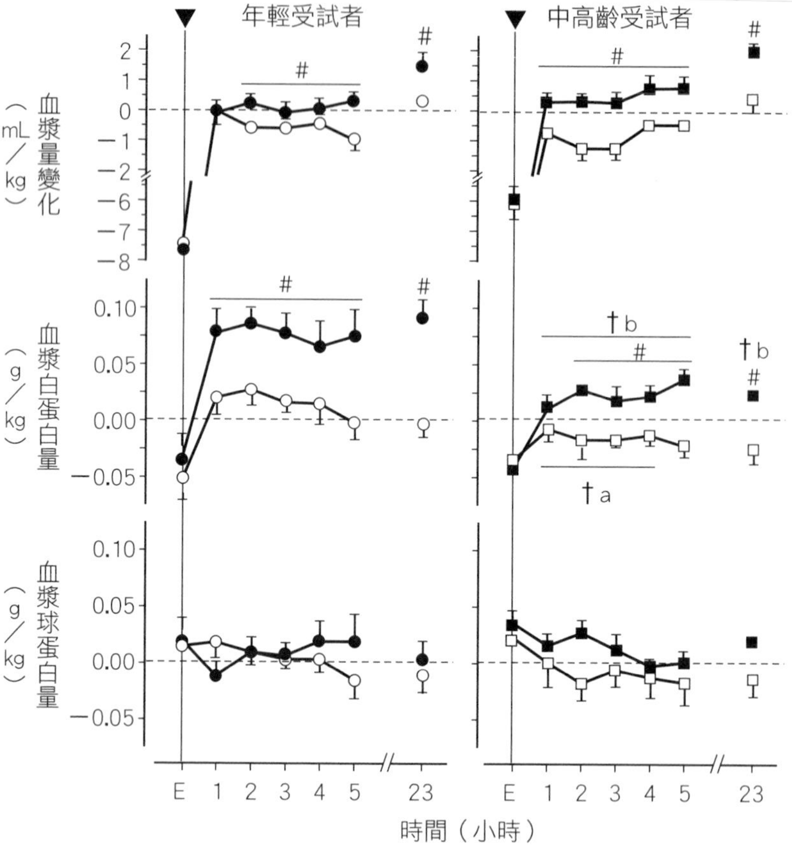

圖3-11　運動後馬上攝取乳製品對血漿量、血漿白蛋白量與血漿球蛋白量造成的變化

分別請年輕受試者與中高齡受試者在進行90分鐘的間歇式訓練後間隔1個月以上的恢復期後再進行一次，兩次訓練均在訓練後的30分鐘以內攝取安慰劑（年輕受試者：○、中高齡受試者：□）或乳製品（年輕受試者：●、中高齡受試者：■）。各符號代表年輕受試者及中高齡受試者各8位的平均值，各個點上之垂直誤差線表示標準誤差（平均值的變動範圍）。

#：表示在P＜0.05之顯著水準下，與安慰劑組相比具有統計學上之顯著差異。

†a、†b：表示在P＜0.05之顯著水準下，分別與年輕受試者攝取安慰劑及攝取乳製品相比，具有統計學上之顯著差異。

增加現象可以維持二十三個小時之久。血漿白蛋白量與血漿量增加的原因，如先前曾說過的，是因為在運動結束後的三十分鐘內，肝臟內合成白蛋白的能力會提高，所以在這個時間點只要攝取富含有合成原料胺基酸的乳蛋白質，就能產生大量的白蛋白，增加血漿量。

血漿量的增加與體溫調節能力

那麼血漿量增加的現象，實際上真的可以改善體溫調節能力嗎？我們先以大學運動社團的男學生為對象，在調節成氣溫30℃、相對溼度百分之五十的人工環境室內，請他們進行一天三十分鐘、一星期五天、運動強度相當於最大攝氧量百分之六十的腳踏車運動，並在當天的運動後三十分鐘以內攝取當時市面販賣的乳製品（醣類三十公克、乳蛋白質二十三公克）或安慰劑（醣類六公克）。然後測定試驗前後的血漿量與體溫調節能力（血漿白蛋白量）。

結果如圖3－12所示，雖然試驗後的安慰組其血漿白蛋白量及血漿量也有所增加，但攝取乳製品組的增加量是攝取安慰劑組的兩倍以上。然後如圖3－13所示，與攝取安慰劑組相比，攝取乳製品組在因應運動時食道溫度上升的皮膚血管傳導性（相

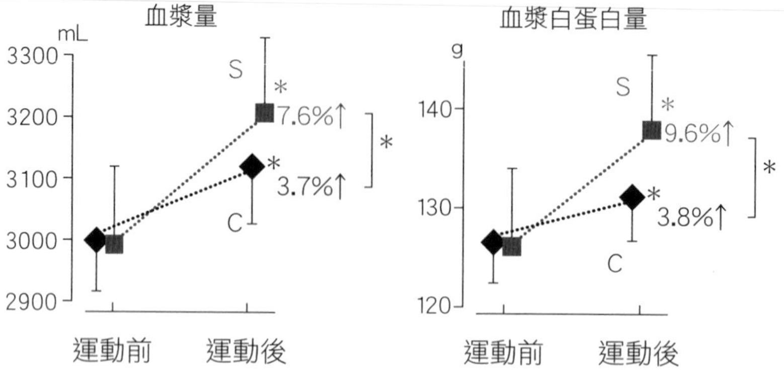

圖3-12　以年輕人為試驗對象，在為期五天的腳踏車運動訓練期間，攝取乳製品對血漿量與血漿白蛋白量造成的效果

每天三十分鐘的訓練後，請受試者在三十分鐘以內攝取安慰劑（◆）或乳製品（■）。各圖示代表九名受試者的平均值，各個點上的垂直誤差線表示標準誤差（平均值的變動範圍）。

對於平均血壓的皮膚血流量）之變化（皮膚血管擴張感受度）及排汗速度（排汗感受度）方面，都改善了三倍左右。也就是說，在運動之後是否有馬上攝取含有相當於一到兩杯牛奶的乳蛋白質乳製品，在運動效果上會產生如此明顯的差異。

那在中高齡者身上又是什麼情況呢？這次我們以平均年齡六十九歲的男性爲對象，請他們進行一天三十分鐘、一星期三天、爲期兩個月的腳踏車運動，並在當天的運動後三十分鐘以內攝取我們自製的乳製品（醣類十五公克、乳蛋白質十公克）或安慰劑（醣類二十五公克）。

結果試驗後攝取乳製品組在血漿白蛋白量及血漿量增加了百分之六，而且成比

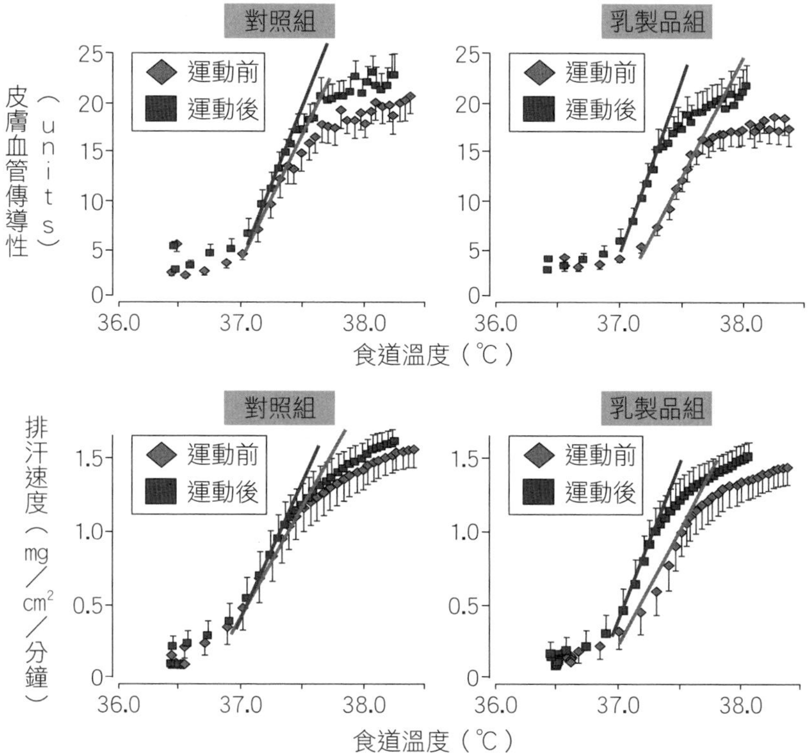

圖3-13　與圖３－１２相同的腳踏車運動前後之體溫調節能力（皮膚血管傳導性、排汗速度）變化

皮膚血管傳導性＝皮膚血流量／平均血壓

每天三十分鐘的訓練後，請受試者在三十分鐘以內攝取安慰劑或乳製品。各圖示代表九名受試者的平均值，各個點上的垂直誤差線表示標準誤差（平均值的變動範圍）。

例地，因應運動時食道溫度上升的皮膚血管傳導性變化也增加了兩倍，排汗速度則增加了百分之二十。

從以上的結果我們發現，不論是年輕人還是中高齡者，在進行一定期間的運動訓練中攝取乳製品，在體溫上升時也會促進皮膚血流量的增加和排汗反應，而原因就出自於血漿量的增加。

這些研究結果都是利用室內的腳踏車測功器進行運動訓練試驗出來的，那麼間歇式健走的情況下又是如何呢？有些讀者可能會有這樣的疑問。不過，其實不管是腳踏車運動還是間歇式健走，因爲運動強度和每星期的運動量都是相同的，所以可以把兩者都視爲能得到同樣的效果。而根據就是在先前的圖３－８當中，雖然沒有實際測定體溫調節反應，但在五個月的間歇式健走訓練中，只要運動當天在運動後馬上攝取乳製品的話，與沒有攝取的情況相比，血漿白蛋白量和血漿量都增加了百分之六以上。

以上的結果都顯示，進行間歇式健走，然後在結束後喝上一到兩杯的牛奶（以一般牛奶爲例，每兩百毫升中含有醣類約九點六公克、乳蛋白質約六點六公克，所以建議攝取量爲一到兩杯）或含有等量乳蛋白質的乳製品，就能夠戲劇性地改善身體的體溫調節功能。希望大家務必要在盛夏來臨之前的五月嘗試看看。

另外，人類的血液量在沒有運動習慣的人身上約占體重的百分之七左右，所以七十公斤的人約有五千毫升的血液，血漿量占其中的百分之六十，約爲三千毫升。另一方面，本文介紹在運動後攝取乳製品而增加的血漿量，則頂多只有兩百毫升，非常稀少。應該會有人覺得很不可思議，爲什麼增加少量血漿可以產生如此戲劇性的效果？細節大家可以參考第1章1－6節的內容，簡而言之，就是靜脈的血管容積在運動時受到了肌肉幫浦等作用的影響，減少到只有安靜時的三分之一，所以儘管只增加了很少量的血液量，卻能讓更多的血液回到心臟。這樣的結果，就是讓皮膚血管反射性地擴張，進一步讓心臟輸出的血液量增加，於是讓皮膚的血流量增加，排汗量也增加。

專欄 4

人類體溫調節與發生中暑的機制

近年來，盛夏天氣的氣溫動輒達到40℃以上，疑似中暑而送到醫院的患者一年也達到了五萬人以上。而且，其中有一半都是高齡者。如果早上的天氣預報說當天的最高氣溫可能達到33℃以上的話，最好要特別小心，因為中暑的可能性會大增。

理由在前面和第1－6節都已稍稍提過，這裡針對人類的體溫調節能力再稍微說明一下。人類只要是活著，體內就會產熱，安靜時大約在一大卡（kcal）左右。熱量無法散熱到體外的話，就算保持安靜不動，只要兩個小時左右體溫就會上升1℃，會有中暑的危險。而且，如果進行了中等程度的運動，體溫上升的時間更是會縮短到二十分鐘左右。

為了防止中暑，人體有皮膚血流與流汗兩種散熱的機制（體溫調節反應）。負責進行調節的，是存在於腦內體溫調節中樞的溫度感受性神經細胞群。這種神經細胞群對腦內溫度的變化具敏感性並會產生反應，一旦體溫上升讓這些細胞興奮，就會讓部分交感神經（主動性皮膚血管擴張神經）亢進，擴張皮膚血管，增加皮膚的血流量。同時活絡排汗神經，促進汗腺的排汗反應。

皮膚血流量的增加能夠提高皮膚溫度，讓皮膚溫度與外界氣溫之間形成溫度梯度，將熱從體內散發到外界（非蒸發性散熱）。這個反應正好與水會從高處流往低處的道理非常相似。再加上流汗讓皮膚表面溼潤，汗水在汽化的時候吸走的汽化熱可以讓體熱從體內散發到外界（蒸發性散熱）。例如我們在打針時用消毒用的酒精棉在皮膚表面擦拭時會感到清涼，這就是酒精從皮膚表面蒸發時從皮膚吸走汽化熱所造成的。

那麼，為什麼氣溫一達到33℃以上時中暑的危險性就提高了呢？這是因為一般情況下皮膚溫度通常不會達到33℃以上，所以氣溫只要超過這個程度，非蒸發性散熱就無法發揮作用，只剩下蒸發性散熱是唯一能將體熱散出去的方法。

此外，汗腺要能夠順利地將汗水分泌出去，通常需要在炎熱的環境下適應一到兩個星期左右。因此如果是在五月左右，身體還無法充分流汗的時期，一旦氣溫猛地飆升到33℃以上，身體就可能會無法散熱而發生中暑。

還有，如果這個時候不光是氣溫，連溼度也很高的話，就算流再多的汗水，汗水也會難以蒸發，增加了中暑的風險。尤其是沒有運動習慣的中高齡者，原本非蒸發性散熱與蒸發性散熱的能力只有年輕人的三分之一以下，中暑的風險更高。

所以到底該怎麼辦才好呢？理想的做法就是讓身體多次長時間待在炎熱的環境下，積極地讓身體去「習慣」炎熱。這個理論的背景在於，負責散發體溫的皮膚血流量與排汗量，是受到腦內體溫調節中樞所調節的，因此只要頻繁地給予腦部高體溫的刺激，應該就可以改善體溫調節反應。因此在體育的環境中，我們經常可以看到有人簡直就像個苦行僧一樣蒸三溫暖，或是特意讓自己處於炎熱的環境下（穿著外套）運動。不過一般人很難做到這種程度，而且對高齡者來說，甚至還可能有傷害身體的風險。

那難道就沒有更加有效率的方式來打造出能夠耐熱的身體了嗎？這個時候我們想到的，就是如本文所述的一般，在間歇式健走等運動之後馬上攝取乳製品，藉此來增加血漿量的方法。而結果就如第1－6節所述的機制，提高了體溫調節的能力。

34 靈活運用運動飲料與乳製品

進入本項主題之前，先來敘述一下運動飲料與淡水的差別。如果在炎熱環境下長時間進行走路等運動的話，人體會大量流汗，這是爲了將體溫維持在一定溫度的一種身體反應。在外界氣溫不是很高的情況下，人體的皮膚血流會增加，讓皮膚溫度上升，藉由與外界氣溫的溫差將體熱散發出去。但若是外界氣溫在33℃以上的話，流汗就成爲散發體熱的唯一途徑。

可是流汗並不可能無限制地一直流下去，因爲流汗會造成體液喪失，所以血液量會減少，且由於汗水的電解質濃度（滲透壓）低於體液，因此還會讓體液的滲透壓上升。體液的減少會使得動脈血壓有下降的風險，所以身體會抑制皮膚血管的擴張，且體液滲透壓的上升也會刺激大腦下視丘區域的滲透壓感受器，抑制皮膚血管的擴張與排汗。其結果就是體熱的散熱受到抑制，中暑的風險提高。

爲了防止這種情形發生，補充因爲流汗而流失的水分與電解質是最有效的方法。

然而，一般情況下汗水的電解質濃度只是體液濃度的一半，所以如果只攝取流失的水分量，會讓體液的電解質濃度（滲透壓）下降，且在電解質濃度恢復原狀的時候，喉嚨就會停止乾渴的感覺。接下來，就算勉強自己喝下更多的水，多餘的水分也會從尿液中排出。也就是說，比起恢復體液原有的「量」，身體會更優先去恢復體液原有的電解質濃度（滲透壓）。因此，流汗後想要恢復原有的體液量，最好是喝含有電解質（食鹽）的溶液比較適當。

不過，食鹽水從腸道吸收的速度並不快，因爲腸道內對水分的吸收，是透過腸腔內與血漿的滲透壓梯度而被動進行的。而與淡水相比，喝下食鹽水後的滲透壓梯度相形之下梯度較少，因此比較不易吸收，若堆積在腹腔內，情況最差時還可能造成下痢。

爲了防止這種情況發生，腸道細胞中的鈉離子（Na^+）幫浦會主動地消耗能量從腸腔內將鈉離子吸入到血漿內，透過這個作用，即使是食鹽水也能加以吸收。不過，由於鈉離子幫浦與葡萄糖爲同向運輸載體（兩種物質會通過細胞膜），所以溶液內有葡萄糖的話就可以活化鈉離子幫浦，也因此運動飲料會同時含有食鹽和葡萄糖兩種物質，這就是爲什麼攝取了這種飲料可以迅速讓脫水狀態恢復。

但是，不管喝下再多的運動飲料，也不會讓體液增加到比運動前還多的程度。理由就是身體的體液量受到位於心臟心房壁的感壓接受器（心肺感壓接受器）所監測，一旦體液量增加的話，被腎臟絲球體過濾的水和電解質的再吸收量就會下降，然後形成尿液排出體外。

當我們吃下大量偏鹹的食物（例如鹹牛肉、醃漬物、壽司等）時，體液的滲透壓會上升，吃完後喉嚨會感到乾渴而喝下大量的水，然後造成體重增加。可是這種增加的現象只要過了一到兩天就會恢復成原來的體重，這就是因爲體液量調節機制的作用而造成的，而且調節的功能是驚人地準確。

那麼如果想要眞的讓體液量增加的話要怎麼做才好呢？那就要如前面所說的，先運動，然後攝取乳製品。這樣一來能夠讓血管變得更柔軟，更容易貯存血液，還能進一步地促進血漿白蛋白的合成，增加血中的含量，進而讓血液量增加。不過，要發生這些反應需要花上好幾個小時的時間，臨時應急預防中暑是不夠的，這邊要推薦給大家的，就是「今天」的中暑要透過飲用運動飲料來預防，「明天」的中暑則是要透過運動後的「攝取乳製品」來預防。

35 間歇式健走在復健方面的應用

先前說明的內容，都是針對身體相對上比較健康的中高齡者，那麼間歇式健走也能應用在復健醫療上嗎？例如對腰痛、膝蓋痛感到煩惱的人，或是十分年長而腰腿無力的人，就算突然建議這些人開始間歇式健走，想必也不可能做得到。那有沒有什麼辦法可以讓這些人輕鬆愉快地開始間歇式健走呢？

還有，如果是進行了某種外科手術之後，患者在住院時爲了在一定期間內恢復功能，必須使用相關儀器進行復健醫療，這項醫療雖然適用於醫療保險，但保險適用範圍內所允許的的手術後住院期頂多兩個星期，之後就必須接受門診治療。這種情況下，除了只能在保險給付的範圍內進行治療之外，持續從自家到醫院的往返路途更是會在身體上及經濟上都造成很大的負擔。

因此在這裡，想先跟大家解說一下爲了對腰痛、膝蓋痛感到煩惱的患者們而研究出來的「水中間歇式健走」。接下來，則是以接受進行了全髖關節置換手術的患者、前往老人養護設施進行日間照護的患者、完成腫瘤摘除手術或大致結束化學治療的患者們爲例進行介紹。

腰痛、膝蓋疼痛的人也能進行的間歇式健走

如果將身體浸在深度到達胸部的水裡，會因爲浮力的關係，使膝關節與脊椎不用負擔體重，還能夠減輕膝關節的疼痛，所以就可以盡情地進行間歇式健走，這一點相信大家都能夠理解。更進一步地，在水中運動還可以穩定運動時加快的心跳，也讓人比較不容易有上氣不接下氣的現象，關於這一點的細節，大家可以參考下一節的內容。

圖3－14所示爲受試者在安靜狀態下及進行各三分鐘的緩步、中速、最快速三階段漸進式步行所消耗的氧氣量與心跳數的關係。從圖中我們可以看出，與在陸地上運動相比，在水中運動時所有運動強度的心跳數每分鐘都低了十次左右。這表示即使所進行的是相同運動強度（氧氣消耗量）的運動，也能夠節約心跳的次數卻達到一定的肌肉血流量。

圖3－15所表示的是進行前面的三階段漸進式步行時，相對於運動強度（氧氣消耗量）的二氧化碳排出量。從圖中我們可以看到，隨著氧氣消耗量的上升，二氧化碳

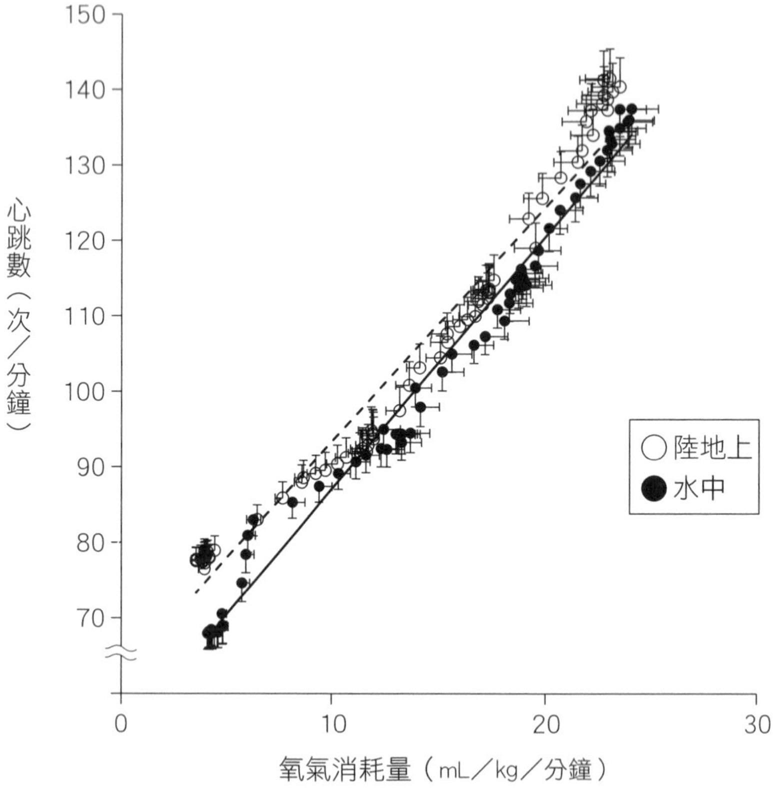

圖3-14　在陸地上（○）和在水中（●）進行負荷漸增步行（三階段漸進式步行）時每10秒的氧氣消耗量與心跳數之關係

各圖示表示16名受試者的平均值，各個點上之垂直誤差線表示標準誤差（平均值的變動範圍）。

的排出量會等比例地增加，可是一旦超過某個程度之後，相對於固定的氧氣消耗量來說，二氧化碳排出量的比例增加了。這是因爲伴隨著血中乳酸濃度的上升，氫離子的濃度也會增加，於是氫離子與血中的重碳酸離子反應後產生了二氧化碳。當呼出的氣體出現這個現象時，就可以作爲血中乳酸濃度的指標，而此時的氧氣消耗量稱之爲「無氧閾值」，運動者本身自覺的症狀則是開始「覺得很喘」。這個無氧閾值在水中會比在陸地上還高，表示運動會轉變爲高強度的運動。換句話說，乳酸變得不易產生了。就像這樣，在固定的運動強度下心跳數可以更慢，喘氣的現象也會受到抑制，再加上對腿部和腰部的負擔變輕，讓運動變得可以更輕鬆地進行。

所以在訓練方面，如果可以請運動者在水中進行感覺「稍微吃力」的快步走，也就是間歇式健走的話，和在陸地上運動相比可以做到更高強度的運動。圖3－16是進行爲期兩個月的間歇式健走訓練時，每星期測定一次快步走過程中的能量消耗量。比較在水中與在陸地上的變化情形後可以看到，從訓練開始，在水中進行快步走的訓練強度就比在陸地上高了約百分之十。然後在過了四個星期之後，（可能是訓練造成的效果）水中訓練組進行快步走的訓練強度比起訓練初期又高了百分之十。另一方面，陸地上訓練組則還沒有出現訓練的效果。

A

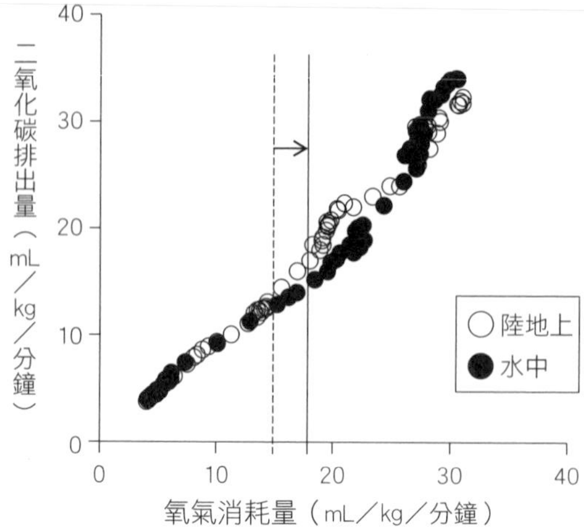

B

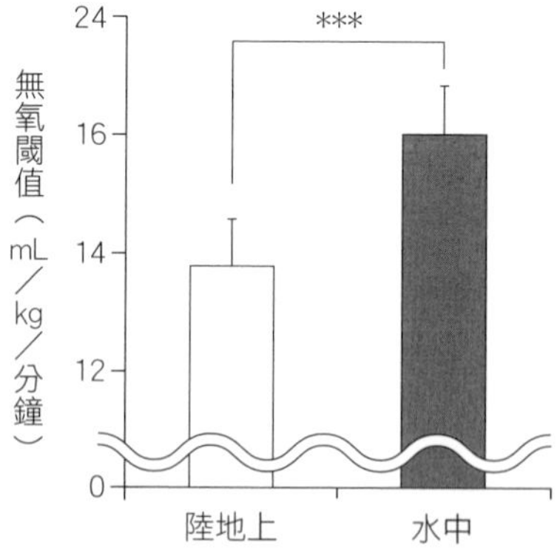

圖3-15　在陸地上（○）和在水中（●）進行負荷漸增步行（三階段漸進式步行）時氧氣消耗量與二氧化碳排出量之關係

當負荷上升到一定程度後，相對於氧氣消耗量二氧化碳排出量的比例增加。這是因為血中乳酸造成氫離子（H^+）濃度增加，與重碳酸離子反應後生成二氧化碳，將其排放到呼出的氣體中所引起的。這個現象稱為「無氧閾值」，是血中乳酸濃度開始上升的指標。圖B的柱狀圖表示16名受試者在陸地上（白底）和在水中（黑底）無氧閾值的平均值，其上之垂直誤差線表示標準誤差（平均值的變動範圍）。

＊＊＊：表示在P＜0.01的顯著水準下，與對照組相比具有統計學上之顯著差異。

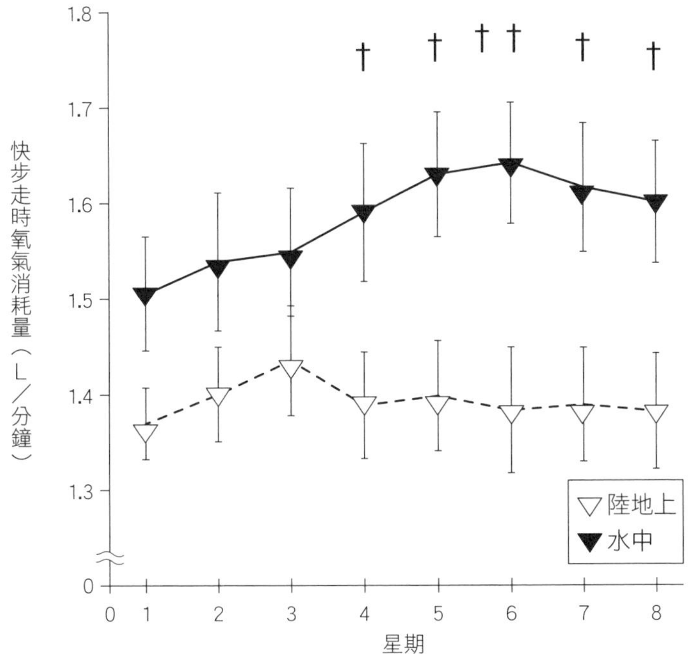

圖3-16　在為期8星期的陸地上（▽）與水中（▼）間歇式健走訓練中，以間隔1星期的方式表示快步走過程中的氧氣消耗量。

各圖示代表陸地上16名及水中15名受試者的平均值，各點上之垂直誤差線表示標準誤差（平均值的變動範圍）。

†、††：表示在P＜0.05、P＜0.01的顯著水準下，與陸地上組相比具有統計學上之顯著差異。

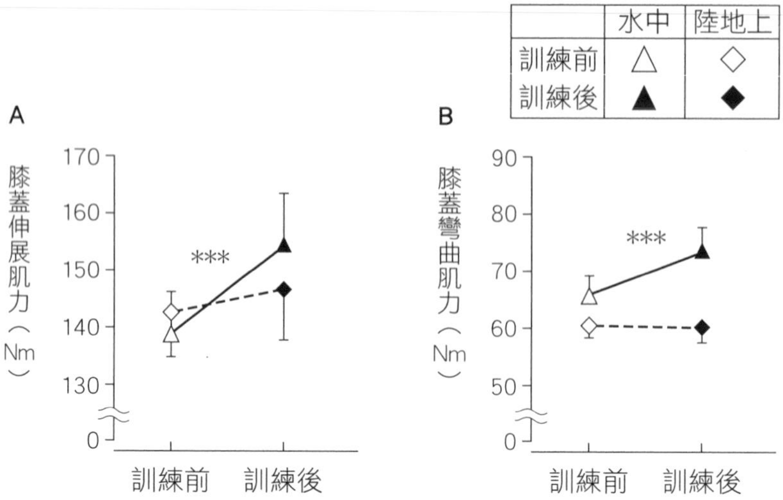

圖3-17　圖３－１６所示之訓練前後的膝蓋伸展肌力、彎曲肌力

各圖示代表陸地上16名及水中15名受試者的平均值，各點上之垂直誤差線表示標準誤差（平均值的變動範圍）。

＊＊＊：表示在P＜0.01的顯著水準下，肌力的增加量與陸地上組相比具有統學上之顯著差異。

得出這個結果後，我們在八個星期的訓練後針對膝蓋的伸展肌力、彎曲肌力、最大攝氧量和乳酸閾值進行了測定。水中訓練組的結果如圖3－17所示，膝蓋的伸展肌力、彎曲肌力各上升了百分之十，而陸地上訓練組則沒有增加到這個程度。

這樣的水中間歇式健走，即使是沒有罹患關節痛的人，只要可以找到相關設施的話，也很推薦大家積極來進行，因爲這實在是一種很划算的運動訓練方法。

能夠輕鬆進行水中間歇式健走的機制

水中間歇式健走的優點就在於，關節不用承受體重的重量，所以可以緩和關節的疼痛。不過醫學上更有趣的事情是某些在水中才會發生的現象，現在就爲各位說明。

這裡有個重點，就是頸部以上的部位要暴露在大氣中。也就是說，肺內壓大致上與大氣壓相同，但因爲頸部以下的部位受到水壓的影響，所以下半身的血管內壓力變得比右心房還高，於是產生靜水壓差，讓更多的血液回到心臟裡。實際上，若觀察此時心臟的X光影像，可以發現心臟比在陸地上時的還要大。前面曾說過，心臟有個特性就是一定會將回流的血液推擠出去，所以每一次的心跳輸送到全身的血液量也會增加。

此外，位於心臟壁的舒張感受器（感壓接受器）受到刺激後，會反射性地抑制「主動性皮膚血管『收縮』神經」之交感神經活動，於是肌肉的血管擴張（前面也曾說過，「主動性皮膚血管『擴張』神經」相反地會受到活化）。接下來，因爲確保了大量的肌肉血流量，讓肌肉可以得到充分的氧氣供應，抑制了乳酸的產生，所以變得不容易肌肉疼痛或氣喘吁吁。

再告訴大家一個有關水中間歇式健走的「划算」資訊。前面說過在水中可以讓回到心臟的血液回流量增加、心房壁舒張，而這就成為一個啓動點，讓「主動性皮膚血管『收縮』神經」之交感神經活動受到抑制。其實這個交感神經也分布在腎臟，當神經活動受到抑制時，也會去抑制經腎臟絲球體過濾之水及電解質的再吸收量。再者，心房壁的舒張還能促進心房壁分泌心房利尿鈉胜肽（atrial natriuretic peptide），它也會抑制腎臟的水和電解質的再吸收量。也就是說，若把腎臟比喻成水龍頭的話，那就是把水龍頭關小了。光是浸在水裡三十分鐘左右就能造成三百到六百毫升的利尿作用。所以特別是為下肢「水腫」所苦的人，請務必要嘗試看看。

全髖關節置換手術之術後復健

股骨頭的頸部在解剖學上是細而容易骨折的，骨質疏鬆症是其主要的潛在疾病，一般認為女性的發病頻率要高於男性，而人工髖關節置換手術就是其中一個治療方法。和其他外科手術一樣，手術後住院的患者為了在一定期間內恢復功能，必須使用相關儀器進行復健。出院之後，想要繼續復健的患者雖然可以繼續透過門診進行復健，但就像前面說過的，往返醫院的過程是一件很辛苦的事。於是我們以患者能夠在家復健爲目標，請做了全髖關節置換手術的女性患者在術後兩個月以上之後，進行爲期三個月的間歇式健走。結果如圖3－18A、B所示，患側腿部的膝蓋彎曲肌力上升了百分之二十三，最大攝氧量上升了百分之八，無氧閾値上升了百分之十三。此外，除了體力增強之外，患者心理上也更有自信，性格變得更爲開朗。例如，有報告指出患者之前常常會下意識地不想出門，後來卻變得會積極與朋友一起外出，生活品質（QOL：quality of life）得到了改善。

需照護者之復健

在此之前我們都是以相對上較年輕的中高齡者爲對象來說明間歇式健走的效果，但因爲我們也針對了後期高齡者（七十五歲以上之人）驗證了間歇式健走的效果，所以現在就來介紹一下。受試者爲年齡七十五歲以上，需照護程度爲I～II級，往返養護設施接受日間照護的老年人。

和一般的中高齡者一樣，我們請九位受試者在設施內的會議室等寬闊的地方集合進行體力測定。讓他們在腰上配戴攜帶型熱量測定儀「熟大Mate」，並請他們拄著拐杖或扶著手推車盡力以最大步行速度走路。有些讀者可能會覺得：「這些高齡者都沒

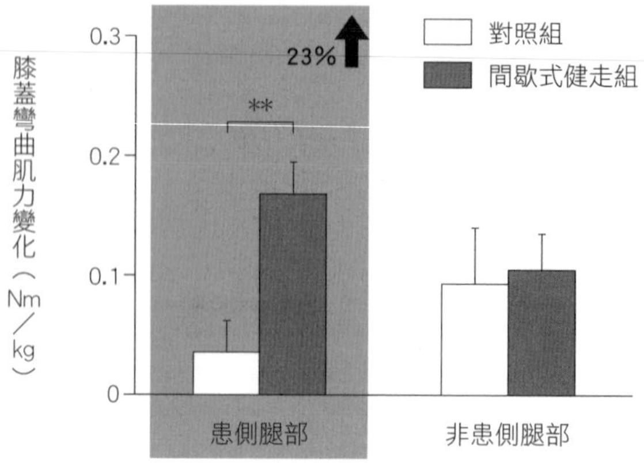

圖3-18A 為期3個月的間歇式健走對進行過全髖關節置換手術之患者產生的效果

柱狀圖表示對照組（白色底色）及間歇式健走組（黑色底色）在訓練前後之患側腿部（左）與非患側腿部（右）之膝蓋彎曲肌力變化，其數值分別為17名及16名受試者之平均值，各柱狀圖上之垂直誤差線表示標準誤差（平均值的變動範圍）。

＊＊：表示在P＜0.01的顯著水準下，肌力的增加量與對照組相比具有統計學上之顯著差異。

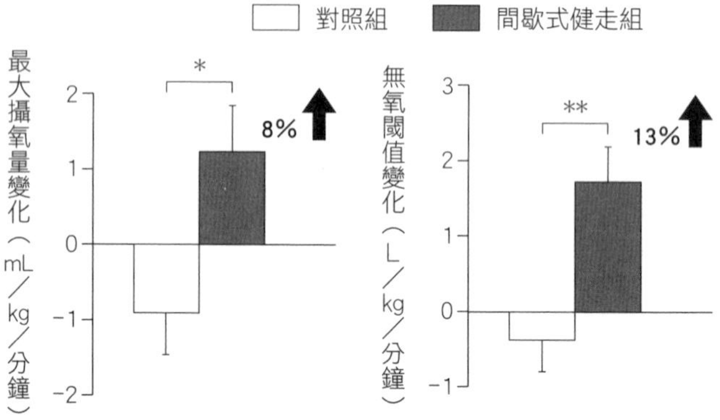

圖3-18B 在圖３－１８Ａ之試驗中，為期3個月的間歇式健走訓練前後之最大攝氧量與無氧閾值的變化

柱狀圖表示對照組及間歇式健走組各14名及13名受試者之平均值，各柱狀圖上之垂直誤差線表示標準誤差（平均值的變動範圍）。

＊、＊＊：表示在P＜0.05、P＜0.01的顯著水準下，與對照組相比具有統計學上之顯著差異。

什麼體力了，逼他們進行這樣吃力的運動，他們眞的願意做嗎？」不過令人意外的是，只要年輕的工作人員一對他們說：「○○○先生，加油！加油！」他們就會很認眞努力地去走路，因爲他們覺得「已經好久沒有年輕人像這樣叫著自己的名字爲自己加油了」。年輕的工作人員看到這個樣子反而也受到了很多鼓勵，這一點讓我印象十分深刻。

接下來，透過這個方式，我們在熱量測定儀上設定好各受試者最大攝氧量百分之七十的運動強度，在受試者每星期來兩次老年養護設施的時候，請他們在走廊與工作人員一起健走，中途可以隨意休息，但一天合計起來快步走的時間要達到十一分鐘。

結果在爲期三個月的健走後，受試者最大攝氧量與膝蓋伸展肌力都上升了百分之十。其中最讓負責的研究生感動的是，受試者的人際交流能力（彼此的對話應答）變得更好，可以感覺到他們的認知功能有所進步。前面曾提過，秋田縣由利本莊市就是以這項研究結果爲基礎，進行了正式的介入性研究，並證明了爲期五個月的間歇式健走的確具有可以改善認知功能的效果。

如此一來，即使是需要照護的人士，如果可以測定其最高氧氣消耗量，並以其百分之七十以上的負荷進行運動訓練的話，成果也指日可待。

能夠預防癌症的發生嗎？

雖然間歇式健走對癌症發病風險的影響至今仍不明，但很久以前就有報告指出，一般情況下進行本人感到「稍微吃力」的運動對於癌症是有預防效果的。

雖然現在還不知道這個機制的細節，但舉例來說，目前已經知道乳癌對女性荷爾蒙的感受性較強，若同類荷爾蒙增加的話可能會讓症狀惡化。相對地，目前也已經知道人在進行「稍微吃力」的運動後，可以抑制卵巢分泌女性荷爾蒙。另外，停經後的脂肪組織也會分泌類女性荷爾蒙的物質，而透過運動改善肥胖情形，其改善癌症症狀的效果也是值得期待的。

還有，目前雖然已經發現運動能抑制大腸癌的發病，不過這可能與運動改善了飲食習慣或排便順暢性有關。

其他如糖尿病或肥胖的患者，在流行病學上已發現其對於各種種類的癌症，發病的風險都會增加。

關於這一點，之前在圖1－7說明過，糖尿病或高血壓等疾病的發病原因可能與「慢性發炎」有關。換句話說，目前已有相關研究指出，如果因為慢性發炎而造成全身性的發炎性細胞激素（Proinflamatory cytokine）濃度上升的話，會提高癌症的發病風險。

而在我們的研究當中，除了透過路徑分析而進行的全基因組關聯分析法發現只要進行了為期五個月的間歇式健走訓練後，就能夠不活化發炎促進基因，相反地也可以活化發炎抑制基因，同時還發現了引起癌症的基因也有不活化的現象。更進一步地，我們也已確認了在間歇式健走後攝取乳製品可以促進這些反應。

那麼在實際上，間歇式健走是否能夠降低癌症的發病或復發的風險呢？基本上由於癌症的發病率並沒有生活習慣病那麼高，要想回答這個疑問，必須進行更多統計學上的驗證，而且還必須以大量相對上比較年輕的年齡層為對象，進行長時間的介入性研究，而這就是今後的研究課題了。

改善罹癌患者生活品質的效果

前面已提過運動對預防癌症的效果，至於已經罹患癌症的患者，也有報告指出可以改善患者的生活品質。我們以罹患癌症並已暫時完成手術或化學療法的二十名患者（女性十八名、男性兩名，年齡三十到七十歲）為對象，進行為期六個月的間歇式健走，分別測定訓練前後的體力，以及進行與生活品質（ＱＯＬ）有關的問卷調查。

受試者罹患的癌症種類包括乳癌七名、肺癌三名，其他則是腹膜後腔肉瘤、前列腺癌、後腹腔肉瘤、十二指腸癌、腎臟癌、腦瘤、舌癌、子宮體癌、膽管癌、甲狀腺癌各一名。

試驗結果顯示，訓練的實施率非常地高，有百分之五十的受試者每兩天就健走一次，六個月後最大攝氧量上升了百分之十八，膝蓋伸展肌力上升了百分之十四，血中總膽固醇下降了百分之五。

此外，根據問卷調查，有關癌症發病前的生活習慣，回答完全沒有運動或是很少運動的人，占了全體的百分之九十以上，另外，回答因爲工作忙碌於是在生活上感到壓力而睡眠不足的人占了全體的百分之八十以上，可是在進行過間歇式健走後，有百分之七十的人回答自己的睡眠品質變好、身體狀況變佳、思考變得更正向。

而讓我印象特別深刻的，是負責研究的研究生在論文中針對現代癌症醫療的問題提出了以下的看法，那就是在現代的癌症醫療中，只著重癌症的診斷及治療，卻忽視了回歸社會後的心理關懷與維持健康的照護工作。

舉例來說，某個患者在醫院結束了手術、化學治療等一連串的治療後，醫師通常會告訴患者的，大概就是目前身爲醫師能做的治療已經暫時告一段落了，或是之後五年的癌症復發率爲百分之零等。

如果患者詢問醫師，自己能做什麼事情防止癌症復發，醫師似乎通常也只會回答目前什麼都不用做，記得定期健康檢查，之後交給醫師即可之類的答案。這樣會給患者一種印象，感覺自己的人生好像只能掌握在醫師手裡，天天憂心癌症哪一天會再復發，失去了積極開創自己人生的欲望。

另一方面，運動能降低癌症復發風險的研究成果，則是讓患者感覺自己好像得到了可以與癌症搏鬥的厲害武器。然後，罹患癌症的病友們就可以彼此一邊互相鼓勵一邊運動，這樣的行爲能夠讓大家產生共鳴感，減輕自己被社會孤立的感覺，進而大幅度地改善生活品質。

這篇論文讓我自己發現了間歇式健走的新的可能性，也讓我開始思考如何才能將間歇式健走推廣給苦於各式各樣疑難雜症的患者們。

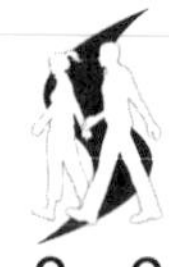

36 間歇式健走之推廣普及

到目前爲止，我們所開發的運動處方系統可以整理出三個特徵。第一，「間歇式健走」，是一種強度相當於個人最大攝氧量百分之七十的快步走，與相當於百分之四十的緩步走，交互各進行三分鐘並重複多次的運動方式；第二，利用「攜帶式熱量測定儀」不只可以測定間歇式健走中的能量消耗量，還可透過三階段漸進式步行，決定個人的最大攝氧量；第三，利用「ＩｏＴ物聯網系統」，將攜帶型熱量測定儀記錄下來的步行紀錄，透過個人電腦終端經由網際網路傳送到信州大學的伺服器電腦後，伺服器能夠針對受試者爲期五個月的間歇式健走效果，透過已儲存了七千三百人資料的資料庫（ＤＢ）自動生成適當的評論意見，回傳給參加者提供回饋。

然而，這個系統還面臨了一個問題。那就是參加者爲了要將資料上傳到伺服器，必須一個月一次在指定的日期前往離他們最近的地區公民會館等場所。這對於時間充裕的高齡者或許沒有問題，但對年輕的社會中堅分子來說就很難辦到了。爲了解決這個問題，我們開始思考有沒有辦法開發智慧手機專用的ＡＰＰ（應用程式）。我們所開發的攜帶型熱量測定儀，是利用三軸加速度計測量運動能量，以及氣壓計測量位置能量的變化，因此儀器內置有相關的零件與軟體。而最近的智慧手機，剛好這些零件都屬於標準裝備，所以利用它們應該可以開發出相關軟體來測定能量的消耗量。

於是，我們在二〇一七至二〇一八年向日本醫療研究開發機構（ＡＭＥＤ）申請了研究經費，先開發出了智慧手機專用的ＡＰＰ（開發者代表爲信州大學的增木靜江教授，當時爲副教授）。目前 iPhone 的免費體驗版「間歇式健走」已經上架到蘋果的應用程式商店（App Store），希望大家都能下載來試用（QRcode 位於本書第２２頁）。至於安卓版（Android）的應用程式也會在近日推出。此外，我們還計畫在同一個應用程式內搭載能夠幫人維持間歇式健走運動的功能，也就是先前曾說過的「與自己比較」「與他人比較」和「同好團體的培養」。在過去的系統裡，這些資訊只能由伺服器透過個人電腦終端列印成紙本提供給參加者，但今後在智慧手機上應該就可以看到了。而這項服務雖然需要付費，但預定在二〇一九年十月就可以提供給參加者。透過這種方式，相信可以比過去更容易將間歇式健走推廣給大眾。而相關的商業模式，歡迎大家參考【專欄５】的內容。

另外，這個新的應用程式還有一個目標對象，那就是大學的體育課程，而開發的背景就在於最近年輕世代的運動不足現象。在很久以前體育課程都屬於必修課，但現在已有很多大學已將其改成選修課程，至於社團活動，進入體育社團的門檻又很高，幾乎所有學生都是在沒有接受適當運動相關教育的情況下就進入社會了。

如果可以在體育課程裡插入兩星期左右的間歇式健走課程，然後在這個期間一併使用我們在伺服系統內安裝的營養（飲食）調查功能，測定學生在這兩個星期內的運動量及營養攝取量。接著再將他們的結果與各自的標準值（建議值）進行比較，由他們自己調控自己的日常生活，讓這些數值接近標準值，再將這些結果記錄下來並進行彙整。透過這種方式，學生應該能夠學會如何讓自己今後的人生過得更健康，我個人認爲這才是有意義的體育課程，不知道大家覺得如何呢？

其實我們也已經進行過相關的預備試驗，雖然使用的是舊系統而非APP，我們以沒有運動習慣的女大學生爲對象，進行爲期五個月的間歇式健走介入性研究，調查這期間受試者的訓練實施比率以及訓練效果。結果顯示，學生們在經過五個月的介入試驗，進行每星期兩天，一天十分鐘的快步走之後，除了如圖3－19所示，最大攝氧量增加了百分之六之外，膝蓋的彎曲肌力也增加了百分之六（但未於圖中顯示）。也

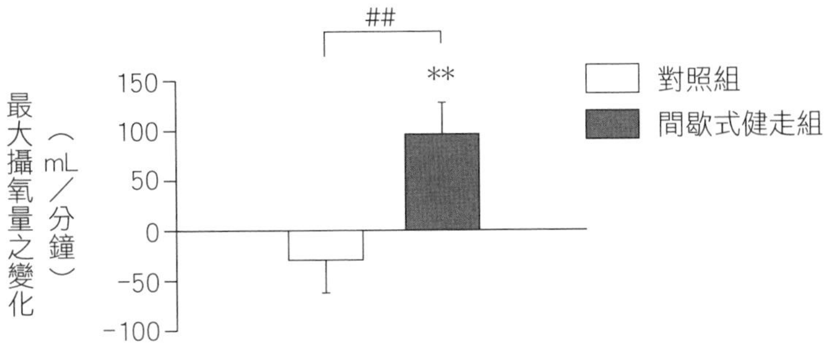

圖3-19　女大學生在5個月間歇式健走前後之最大攝氧量之變化
柱狀圖表示對照組及間歇式健走組各24名及22名受試者之平均值，各柱狀圖上之垂直誤差線表示標準誤差（平均值的變動範圍）。
＊＊：表示在P＜0.01的顯著水準下，與訓練前相比具有統計學上之顯著差異。
＃＃：表示在P＜0.01的顯著水準下，與對照組相比具有統計學上之顯著差異。

就是說，即使是年輕人，只要願意進行間歇式健走，也可以期待得到和中高齡者相同的效果。

另一方面，學生的間歇式健走的實施比率只有中高齡者的百分之五十，這就是現在會面臨到的問題。我們認爲原因就出自於學生對於運動訓練的動力不高。在這個年代，學生要出外旅遊、要跟朋友一起玩、談戀愛，要做其他很多非做不可的事，是非常忙碌的。

所以我們現在的目標是開發出對年輕世代更具有吸引力，能吸引他們進行間歇式健走的應用程式。如果能開發出像《精靈寶可夢GO》（Pokémon GO®）這樣混合了虛擬與現實空間、遊戲性質高的應用程式，不知道效果會是如何？

還有就是，由於目前測定儀器的限制，運動類型都只限於步行類的運動，若是能開發出能夠在現場正確測定如網球或排球這類運動之能量消耗量的儀器，又會產生什麼效果呢？

諸如此類，如果可以開發出一個應用程式，它能夠以跨年齡層的大量人員爲對象，從運動強度及其持續時間，到運動對身體健康產生的效果，利用個人初期的資訊（例如年齡、性別、遺傳背景、基礎疾病等）分成不同級別進行預測，然後將資料回饋給使用者的話，我相信一定能將「感到稍微吃力」的運動（不限於間歇式健走）普及到更多的人。

專欄 5 間歇式健走的商業模式

關於這個專欄的主題，其實之前已在出版的《「快步走」的人身體及心理都超健康！》（三笠書房）中敘述過，不過因為我們的研究動機也包括了間歇式健走的社會意義，對本書來說極為重要，所以想要在此再度說明一次。

我們曾對一百六十六名居住於松本市且加入國民健康保險的居民，請他們從二〇〇五年一月開始進行「間歇式健走」直到翌年三月，來驗證為期一年的「間歇式健走」對醫療花費產生的效果。而作為與這一百六十六名介入組（參加者）比較之對照組，則是年齡、性別與參加者一致的兩千三百五十三名人員。

結果如圖3－20所示，在「間歇式健走」開始前的二〇〇五年一月之前半年的醫療花費，在介入組為八萬七千六百四十九日圓，在對照組則是八萬七千七百四十六日圓，兩者沒有差異。另外在同年七月的醫療花費也是如此，在介入組為九萬五千九百三十二日圓，在對照組則是九萬七千九百四十九日圓，兩者同樣沒有差異。然而到了同年的十二月時，介入組為九萬六千兩百七十二日圓，對照組則為十一萬九千一百七十三日圓，介入組與對照組相比得到了減少醫療費兩萬

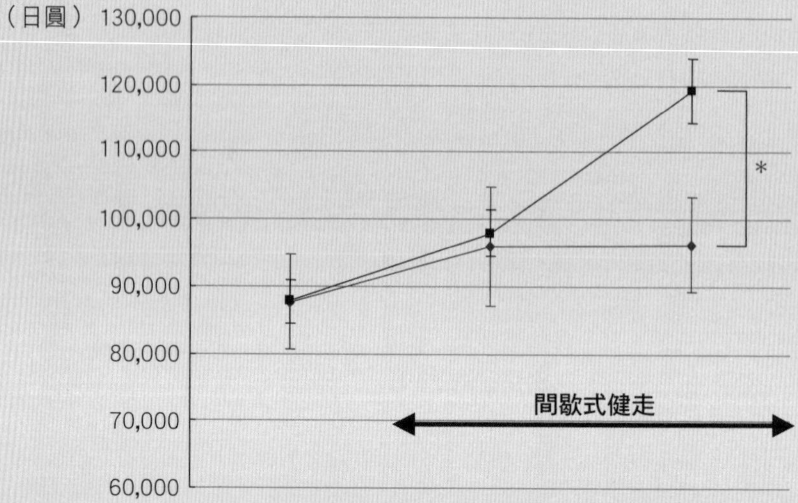

	7～12 月(2004)	1～6 月(2005)	7～12 月(2005)
—◆— 參加者(n=166)	87,649	95,932	96,272
—■— 對照組(n=2353)	87,746	97,949	119,173

圖3-20　間歇式健走所造成的醫療費減少效果

各個點上之垂直誤差線表示標準偏差（平均值的變動範圍）。

日圓以上（百分之二十）的效果。

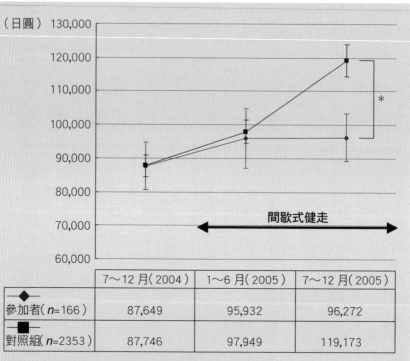

令人感興趣的是，在這一年間對照組的醫療費上升了約三萬日圓。而另一方面，介入組醫療費上升的現象則是停止了約半年的時間。

這些事實與下面兩件事是如出一轍的。其一是我們到了三十歲以後，年齡每增加十歲體力就會下降百分之五到十，而這個現象與隨著年齡增加而上升的醫療費有著極度的相關性；其二，之前在我們的研究中，只要進行為期五個月的「間歇式健走」，最多能讓體力上升百分之二十，並且讓生活習慣病的症狀改善百分之二十。

也就是說，中高齡者的體力衰退正是生活習慣病的根本原因，正因為改善了這一點，才會減少醫療費的支出，這些結果正印證了我們的學說。

進一步來說，從「如果可以進行為期一年的間歇式健走就能減少百分之二十的醫療費」這項事實，可以看出將來與運動處方有關的商業模式。

請大家看一下圖 3－21。舉例來說，長野縣的高齡者每人每年的醫療費為六十萬日圓以上，但是在進行五個月的「間歇式健走」後，該支出減少了百分之二十。這裡為了計算方便，把假設減少的醫療費為十萬日圓好了。其中的三萬五千日圓由國家取回，另外三萬五千日圓由地方自治政府（保險者）取回，假設自治政府收取一萬五千日圓的手續費，那剩下的兩萬日圓可用來支付給「間歇式健走」的事業體。

本人拿回剩下的三萬日圓中，一萬五千日圓作為會費，繳交給「間歇性健走」的事業體。總計下來，「間歇式健走」的事業體可以得到每人每年共三萬五千日圓的會費，這樣就能夠以「獨立核算系統」的方式經營。

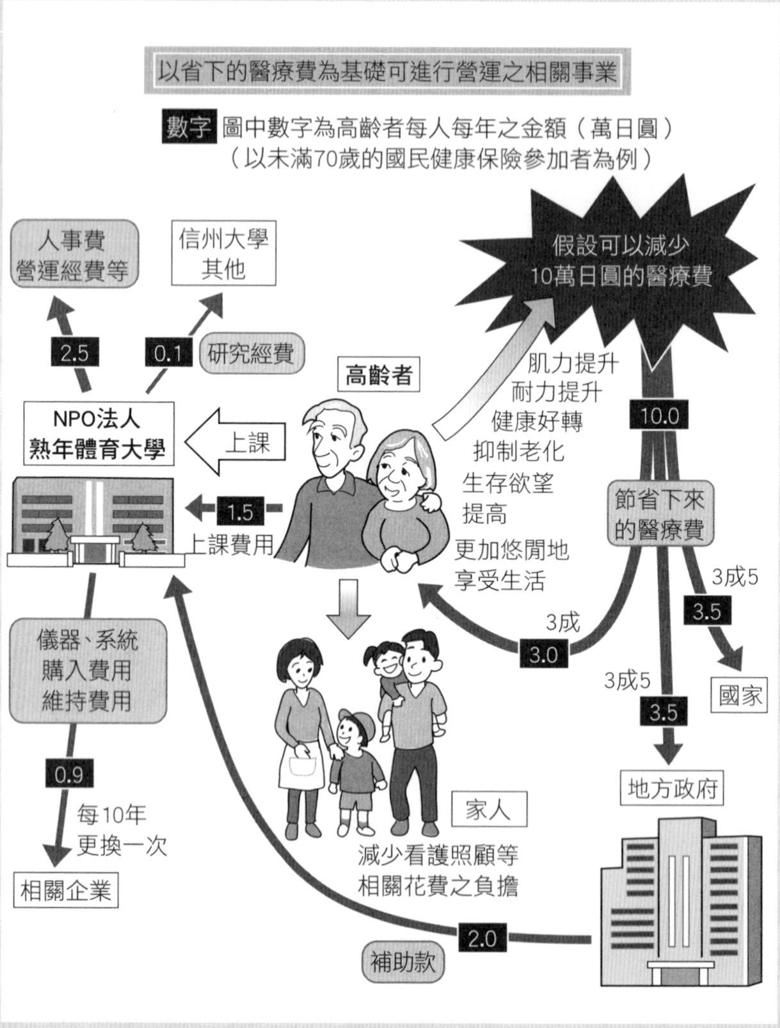

圖3-21　間歇式健走產生之商業模式
節省下來的醫療費可增加當地的就業機會

再用比較特別的視角來看這個金流。這個十萬日圓之前是流到哪裡去了呢？可以說都是支付給醫療儀器或製藥廠商了。換句話說，這些錢幾乎都流失到了自治政府以外的地方，部分情況下甚至還流出到海外。所以就算不是拿回百分之百，這個商業模式也有機會可以拿回百分之六十五。

那麼，這些拿回的經費可以用到何處呢？可以用在運動處方訓練人員的培訓，培養營養處方的營養師，雇用疾病預防諮商的保健師費用。也就是說，能夠為當地年輕人創造就業機會。這樣一來，也能夠活化因為少子高齡化而凋敝的地區。

實際上「間歇式健走」到底能減少多少醫療費支出，現在就來以松本市為範例試算看看。

在二〇一八年當時，松本市的人口為二十四萬人，高齡化比例為百分之二十七點五，與全國平均值大致相同。需看護之人口在高齡者為百分之十八點八，六十五歲以上的高齡者由國民健康保險給付的費用為每年三百八十億日圓，長照保險給付費用為一百九十億日圓，全年合計五百七十億日圓。相當於松本市年度預算八百八十億日圓的百分之六十五。

假設實施「間歇式健走」可以讓全年減少百分之二十的醫療費，松本市所有高齡者六點六萬人全體都實施的話，一年就可以省下一百一十四億日圓，百分之十就是十一億日圓，就算是百分之一也有一點一億日圓，完全不是可以等閒視之的金額。順帶一提，目前松本市內實施「間歇式健走」的人數雖然只有五百人左右，但這樣每年應該也可以省下八千六百萬日圓的醫療費。

後記

那麼，爲什麼「間歇式健走」能夠持續普及到全國各地呢？最後再來整理一下它的背景。

目前的日本，由於已成爲超高齡社會導致醫療費用高漲，醫療的方針勢必要從治療改爲預防。在這樣的情況下，大家都期待運動能成爲「最後的王牌」。儘管如此，運動的普及情況仍有待加強。

理由就在於，運動的「成本效益比」相關資訊還是很不足。舉例來說，本書前文提過，運動處方要保證能得到效果，其國際標準就是以配合個人體力的運動強度，在一定期間內以一定的頻率進行運動。可是，這種方法通常都要花上不少費用，即使部分經濟充裕的人可以做到，一般老百姓還是很難下手。這樣下來，就很難以大量的人口爲對象來驗證運動的效果，在政策上就無法下定決心施行。至於民間企業，也會顧慮是否能將此作爲可以投資的商業目標。

這時候，間歇式健走的系統登場了。在此之前，必須去健身房使用運動器材才能進行的體力測定與運動訓練，我們證明了只要使用了ＩｏＴ物聯網就可以簡單地完成。也就是說，我們發現了能夠以運動器材訓練百分之十的費用，改善百分之二十的生活習慣病症狀以及減少百分之二十醫療費的方法。而這個事實，雖然緩慢，但也逐漸地被這個社會所認可。

而在學術上，也有有趣的新事實逐漸明朗化。或許有點誇張，那就是「人類到底是什麼呢？」。就如本書第2章第5節「生活習慣病是傳染病嗎？」所說，人類是集體生活的生物。說得極端一點，認識自己在集團中的任務並完成它，對大部分人來說才能找到自己的「人生意義」。本書裡爲了能夠持續運動而提出的「與自己比較」「與他人比較」「同好團體的培養」，不也是一種「人生意義」的要素嗎？

人類在五百萬年前於非洲大陸誕生、演化的過程中，獲得了優秀的運動能力（雙足步行）及體溫調節能力（排汗功能），並多虧於此，才能在地球上四處棲息。在這之間，個體能力與其他生物相比相對貧弱的人類，爲了生存必須集體合作進行狩獵、農耕等工作。換句話說，擁有能夠適應集體生活基因的人，還有能夠進行「稍微吃力」勞動（運動）的人，這些人的基因至今仍保留在人類的體內。

前一陣子，我有機會參加了秋田縣由利本莊市的間歇式健走體驗會。有超過三百人的男女老幼參加了這場活動。在體育館中，所有參加者在一起體驗過間歇式健走後，大家都自然地拍起了手，整個體育館都籠罩在無法形容的溫暖氣氛裡。在那個時候，我實際感受到了「繼承自祖先的每個基因都在歡欣鼓舞」的感覺。隨著未來ＩｏＴ物聯網的進步，我相信未來應該可以找出誘發人類自發運動的要素，並能夠針對未擁有這些要素的人以科學的方式去解決這些問題。

那麼，讀者們要不要從現在開始就來嘗試看看間歇式健走呢？我相信大家一定可以聽到繼承自祖先的基因們發出的「歡呼聲」唷！

能勢博

二〇一九年十月

致謝

衷心感謝給我機會寫下這本書並幫我校正文章的講談社須藤壽美子小姐，以及與本人共同進行本書所引用研究的信州大學醫學研究所運動醫學科研究室的各位同仁、信州大學尖端領域融合研究組生物醫學研究所的各位同仁，還有ＮＰＯ法人熟年體育大學研究中心（ＪＴＲＣ）的每一位人員，謹致上最深的感謝。以及每一位先前在間歇式健走事業發展上給予在下幫助的各位先進，因為版面關係無法一一指名道謝，在此也致上最深的謝意。最後，在本人將大多數時間及勞力花費在「間歇式健走」之研究與事業的時候，仍給予我全心支持與愛護的家人們，非常謝謝你們。

附錄

間歇式健走之開發背景

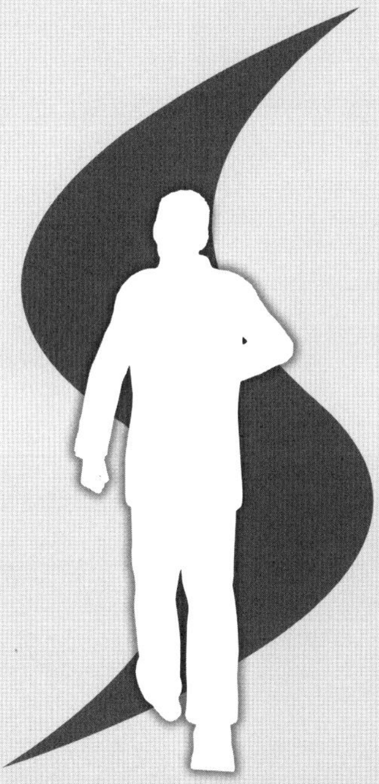

在本文中，針對間歇式健走的基本內容以及對身體的影響，已進行了科學方面的解說，如果讀者們願意將其納入生活中讓身體變得更健康的話，那就再好不過了。在這篇附錄中，我想要和大家稍微說明一下開發間歇式健走時經歷了哪些過程，還有在社會上是如何相互合作的。雖然個人方面的努力十分重要，但想要讓這項運動更加普及，讓人更能持續地運動，就非得需要社會的互相合作不可了。更進一步地，如果可以活用ＩｏＴ增加運動的持續率，或是將效果以圖表具體顯示，相信一定可以延長社會整體的健康壽命，長遠看來還能夠產生巨大的經濟效果。

1. 松本市熟年體育大學事業與間歇式健走

熟年體育大學是在一九九七年時，由於日本在隔年要舉辦長野冬季奧運，趁著民眾特別關注體育運動的時候，以此爲契機在長野縣松本市所成立的「以中高齡者爲對象的健康運動教室」事業。當時的松本市市長有賀正先生（已故）認爲「日本即將迎來少子高齡化的社會，所以必須在政策上相互協助，投資市民的健康才行」，於是由官方主導成立了這項計畫。它的條件包括：

（1）運動處方的效果必須爲一般人所能理解，而且不能有任何受傷等副作用。

（2）必須是不論男性、女性、喜歡運動的人還是討厭運動的人，任何人都能執行的運動處方。

（3）必須以中高齡者爲對象。以年輕人爲目標的運動處方不論效果有多好都要排除在外。

（4）必須是無論在何時何地都能夠進行的運動處方。

當時爲了滿足這四項條件，我們先從一天一萬步的步行運動開始。執行計畫的內容以四十歲以上的市民爲對象，每年固定招募一百人來施行。然而本文前面也說過，這項運動的效果無法滿足需求。

於是我們從一九九九年開始，結束了「一天一萬步訓練」的課程，遵循運動處方的國際標準使用腳踏車測功器與槓鈴，也就是新設了「運動器材訓練」課程，並向當時的有賀市長提出建言。市長欣然允諾了我們的建議，於是我們在原市立體育館的部分區域設置了運動器材，以已經完成一日一萬步課程的學員爲對象，進行爲期一年間的效果驗證研究。而研究成果也再度確認了國際標準所保證的效果。

然而，由於這項運動器材訓練需要花費不少經費，因此在為期一年的課程結束之後，我們建議學員各自前往民間的健身房，以自費的方式持續進行訓練。但這樣一來，就與事業成立當初的理念正好相反了。而且當初的課題，是運動處方在因為少子高齡化現象而醫療費高漲的社會問題中能扮演什麼樣的角色，這個問題，在我的職業生涯中（直到二〇一八年三月）似乎還無法有明確的答案。

於是我們開始思考，是否有可以更簡單地「提升體力」的運動訓練，而不用為了使用運動器材進行訓練而前往健身房呢？這個時候開發出來的，就是「間歇式健走」了。正好，先有賀前市長在市內設置了二十九間（書籍出版當時為三十六間）名為「福利廣場」、能夠讓高齡者們輕鬆前往的地區公民會館。同時他還預定建設一座體育設施「庄內夢幻廣場」，並將這些福利廣場的管理統籌在一起。於是我們開始計畫，要開發出能夠測定間歇式健走期間能量消耗量的「熟大 Mate」，還要在各福利管場設置個人電腦終端，以便將「熟大 Mate」測定到的步行紀錄傳送到位於庄內夢幻廣場的伺服器，接著還要開發「遠距型個人運動處方系統」，讓使用者能接收到伺服器提供的間歇式健走相關指導。

當時這些基礎建置工作資金的來源是個很大的問題，但正好二〇〇四年經濟產業省的「健康服務產業創新支援計畫」在進行公開招募，於是我們提出了申請，所幸間歇式健走的遠距型個人運動處方系統也通過審核。以此爲契機，我們陸續獲得了厚生勞動省、文部科學省的大型研究經費，一口氣加速了間歇式健走事業的進展。由於這些政府系統的資金，間歇式健走在提升體力及預防生活習慣病的效果方面累積成了龐大的資料庫，而這些資料又更推動了間歇式健走事業的發展。

另外，還必須要有某個具有優良機動性的事業營運單位才能推動事業發展，於是之前由官方主導的事業，轉移給了由產、官、學、民間共同參與策劃的「ＮＰＯ法人熟年體育大學研究中心（ＪＴＲＣ）」。也就是說，在這個事業裡，有爲了高齡者之高額醫療費所苦的地方政府，有想要驗證新產品的性能及效果的健康食品廠商或醫療器材廠商，有正在摸索將醫療方向從治療轉換爲預防的醫療機關等共同參與策劃，透過這些機構所提供的委託費用及共同研究費，加上參加者所繳交的固定參加費用，讓間歇式健走成爲了能夠以獨立核算方式經營的事業模式。

間歇式健走效果的相關研究成果，有部分在厚生勞動省的《運動指南二〇〇六》（打造健康與體力事業財團）和文部科學省的《平成二十二年版科學技術白皮書（第一章：爲開拓未來所面臨課題提供解決方案之科學與技術）》有所介紹之外，還接受了日本抗老化醫學會等臨床相關學會、中央勞動災害防止協會等各團體的委託，舉辦了多場演講。媒體的採訪也變多了，像是《紐約時報雜誌》（The New York Times Magazine）或是電視台，經常有相關的報導。

以上，就是松本市熟年體育大學事業由於其運動處方的通用性高，且以科學方式驗證了實際的效果，所以跨出了松本市的框架，不斷地滲透到國內外的狀況。

2. 取代運動器材之攜帶型熱量測定儀的開發過程

在採用能提升體力的運動處方之後，下一步就需要有能夠在運動場合也能正確測定運動強度的裝置了。我們首先注意到的，是當時開發用於汽車ＡＢＳ防鎖煞車系統的半導體式三軸加速度計，我們直接向製造廠商訂購後，從自製裝置開始進行研究。當初只是很單純的想法，覺得只要知道加速度的話，將其積分後就能知道速度，再將速度平方後乘以體重應該就可以知道運動的能量。

結果卻非如此順利，原因出在於人類步行方式的特殊性。舉例來說，將這個裝置配戴在身體重心附近的腰部，在連續記錄向前走時的三軸加速度時，會發現人類在單腳向前踏出時雖然會暫時產生往前方的加速度，但在下一步，也就是另一腳準備要往前踏出的瞬間，又會向後方產生同樣程度的加速度。也就是說，以這台加速度計所觀察到的，身體每走一步就會暫時停止。所以說，就算想要加總一段期間內的加速度，也只會得到速度大概是零的結果。此外，雖然不多，但裝置會跟著身體的動作旋轉，而在各軸都產生重力加速度，所以要怎麼排除這個影響也是一個課題。

在試過各式各樣的方法長達一年後，結果還是沒有找出解決的方案，於是我們放棄了以物理力學理論來測定步行時的能量消耗量。取而代之的，我們發現了步行時測定到的加速度資料（三軸加速度範數絕對值在一定期間內的合計值），與同時測定到的每公斤體重的氧氣消耗量之間有非常高的相關性，所以將這個實驗公式作爲推定氧氣消耗量的計算式。

接下來，基於這個研究結果，我們請東京的創業投資公司製作出原型的能量測定裝置，並進行裝置的性能驗證。結果確認了這個裝置適用於氧氣消耗量爲每公斤體重三十五毫升/分鐘以下之強度的步行運動。另一方面，我們也發現到這個裝置對於步行類的運動方面，在一步一步著地時有很好的準確度，但對於跑步這一類有長時間空中動作的運動，則準確度就會下降了。

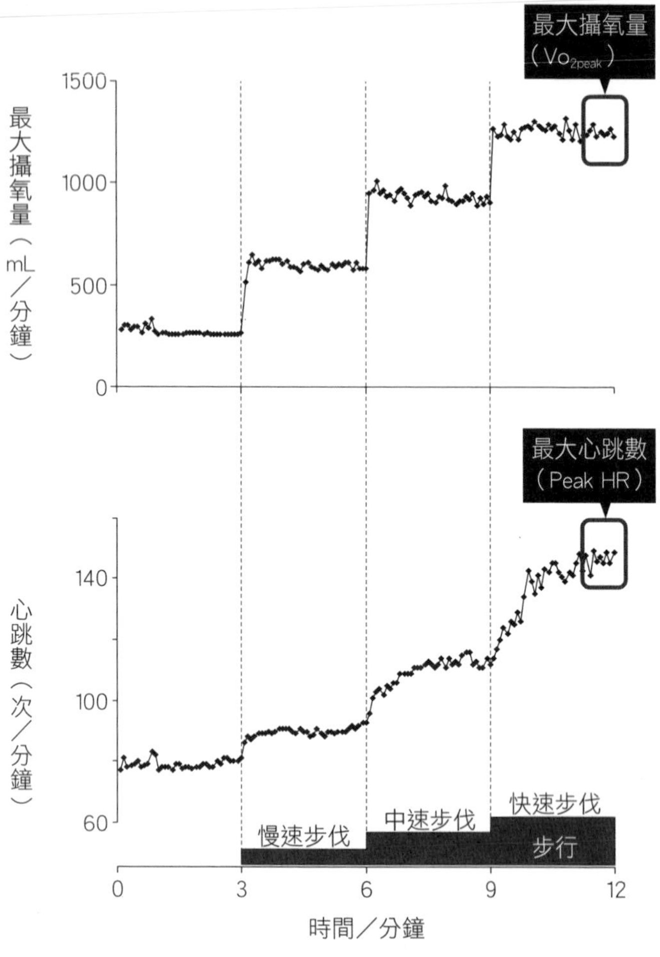

附錄－圖 1　在類似體育館的平坦場所，請每位受試者各自將攜帶型熱量測定儀（熱大Mate）裝備在腰部，在長軸為25公尺、短軸10公尺左右的跑道上，先安靜3分鐘，接著以自覺的緩慢步伐走3分鐘，中等速度的步伐走3分鐘，最快速的步伐走3分鐘。然後將最快速步伐最後1分鐘時能量消耗量作為個人的最大攝氧量。同時透過心電圖測定最快時的心跳數，確認是否有大致到達從年齡推測出來的最大值。

再來就是使用這個裝置，試著測定步行類運動時的最大攝氧量了。附錄－圖1是這項測試的執行過程。我們請受試者在體育館之類的場所先安靜三分鐘，然後再進行緩慢速度步伐、中等速度步伐、最快速度步伐各三分鐘，將步行速度漸進提升，沿著跑道步行。我們將這個過程稱爲「三階段漸進式步行」。其中最重要的，是在進行最快速度步伐的那三分鐘時，由工作人員出聲拍手爲受試者們加油。就像運動會裡的啦啦隊一樣，以充滿魄力的加油聲刺激大家以自己最快的速度步行。然後在最後一分鐘時的能量消耗量（氧氣消耗量）與心跳數，就是該名受試者的最大攝氧量及最大心跳數。記錄心跳數的原因，是爲了要與從年齡推定出來的數值進行比較，來確認受試者是否有遵循指示，逼自己以最大的體力運動。

讀者之中或許有人會感到疑惑，這麼簡單的方法眞的能測定出最大攝氧量嗎？不過請大家看一下附錄－圖2，橫軸是使用腳踏車測功器與呼氣氣體分析儀，也就是黃金標準所測出的最大攝氧量，縱軸是三階段漸進式步行測定出來的最大攝氧量，在同一位受試者測定兩次的情況下，可以發現兩者幾乎是一致的。

前者必須特地和健身房預約測定工作，每次可能會花費五千日圓。另一方面，後者把緩慢步伐和中速步伐當作熱身運動的話，扣掉這些時間後只要用自己最快的速度

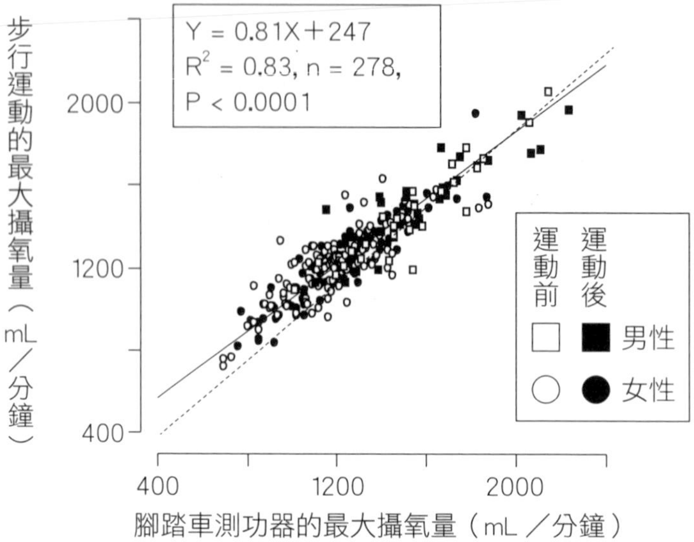

附錄－圖2　利用步行運動的三階段漸進式步行所測定到的最大攝氧量，與利用過去之腳踏車測功器與呼氣氣體分析儀測定出來之最大攝氧量之比較圖

實線表示線性回歸方程式，虛線為斜率為一之線。

走三分鐘就好，幾乎完全不用花什麼工夫與費用。順帶一提，百分之八十以上的中高齡者其最大攝氧量都在每公斤體重三十五毫升／分鐘以下，所以幾乎所有人都能用這種簡單的方法來測定最大攝氧量。

就這樣，我們開發出不用特地前往健身房也能評估自己最大攝氧量的標準流程，以及測定所需的攜帶型熱量測定儀。

3. 取代運動器材之提升體力訓練法的開發過程

再下來，我們要努力的就是不使用運動器材也能提升體力的步行類運動訓練方法。就如同先前說過的一樣，國際標準的運動處方，就是只要能以最大攝氧量百分之六十以上的運動，一天三十分鐘以上、每星期實施三天以上，經過數個月後體力和耐力都能提升百分之十。於是我們以松本市的中高齡者為對象，請他們配戴上原型的攜帶型熱量測定儀，以強度為最大攝氧量百分之六十以上的步行運動，根據前述的流程進行訓練。如果國際標準是正確的話，那以這個流程進行應該會展現出效果才對。

可是結果卻慘不忍睹。原因就在於要受試者以那樣的強度一天內連續步行三十分鐘，幾乎所有受試者都辦不到。大家的感想都是「好無聊」「只覺得好累」。半年後，負責的研究生來找我，在他們煩惱與思考許久該怎麼辦之後，終於想出了「間歇式健走」這個方法。在三分鐘的快步走之後，接著是三分鐘的慢步走，然後再重複進行。這個方法的靈感，是從當時年輕人經常在進行的「間歇式訓練」得來的。

足球社團的學生在進行間歇式訓練的時候，是以最大攝氧量的百分之八十以上的衝刺與百分之三十以下的慢跑兩者反覆進行。而間歇式健走則是為了適合中高齡者，我們將其改爲最大攝氧量的百分之七十以上的快步走與百分之四十以下的緩步走。之所以設定爲稍微高於國際標準百分之六十的百分之七十以上，是爲了讓運動確實達到乳酸閾值以上的強度，而且只進行三分鐘的短時間，運動者應該都辦得到。

結果在五個月後，負責的研究生興奮地跟我報喜說：「老師，眞的辦到了唷！」結果顯示，幾乎所有的受試者都精彩地完成了一天三十分鐘，一星期四天以上的快步走運動。而基於此成果而實施的效果驗證結果如本書圖２－１所示，與利用運動器材的訓練相比，得到了毫不遜色的效果。果然，科學是不會背叛我們的。

雖然講起來有點誇張，但其實我自己認爲「間歇式健走」簡直可說是人類行爲學上的大發現（笑）。因爲在進行過快步走這樣「稍微吃力」的運動後，光只是插入了一段慢步走，人類就會「自發性」地願意去做原本不願意做的吃力運動。經過這次的經驗，我常常會在上課的時候告訴學生「不管是念書還是其他事，覺得疲累的時候不要猶豫就去休息，因爲在這期間，你又會找到想要繼續下去的動力」。

總而言之，在經過了這樣的過程後，我們成功確立了可以取代運動器材訓練、提升中高齡者體力的訓練方法。

4. 取代健身房之遠距型個人運動處方系統的確立過程

我們在接下來要努力的是利用ＩｏＴ物聯網的遠距型個人運動處方系統。也就是一種不用特地去健身房接受教練的指導，也可以在自己喜歡的時間、喜歡的地方，與喜歡的同伴一起進行間歇式健走，然後針對執行結果接受專家建議的遠距離型系統。這樣也可以減少許多人事費用。

附錄－圖３是系統的概要。實施間歇式健走的人每天根據自己的步調進行訓練，然後每個月在固定的時間前往當地公民會館等處，將攜帶型熱量測定儀「熟大Mate」連接到該處的個人電腦終端，把記憶一個月分步行紀錄透過網際網路傳到信州大學的伺服器電腦內。

這樣做之後，就會收到來自伺服器電腦回傳的趨勢圖與建議（如附錄－圖４）。建議內容是參考之前累積的資料庫由伺服器電腦自動製作而成，參加者在看到這些建議後可以立刻詢問當場的教練、保健師、營養師等醫療工作人員，接受包括運動指導在內的保健指導，所以每一個人所需要的時間平均要好幾分鐘。

比較特別的是在給予參加者評語的時候，我們還會如附錄－圖４左下角的女性圖

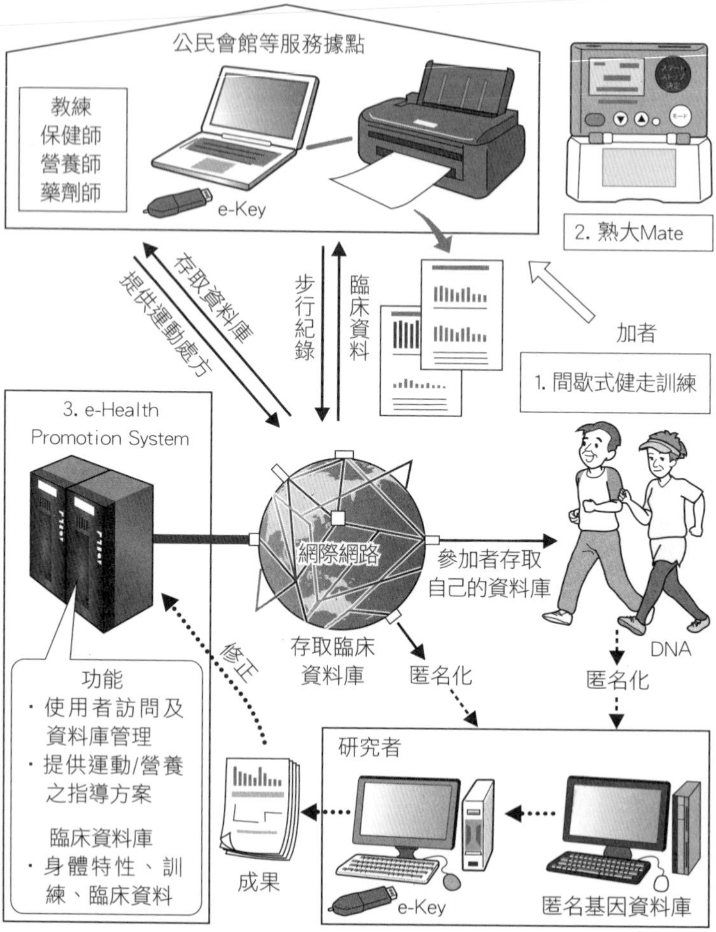

附錄－圖3　我們所開發的遠距型個人運動處方系統

這個系統的特徵，一是間歇式健走訓練，二是攜帶型熱量測定儀「熟大Mate」，三是伺服器電腦內存有進行為期5個月間歇式健走訓練的7300名參加者的資料庫以及2200名的基因資料。參加者身上配戴熟大Mate，自由地進行間歇式健走，每個月去一次自家附近的公民會館，將熟大Mate內記錄的步行紀錄從個人電腦終端經由網際網路傳送到伺服器電腦內。接著伺服器電腦會根據資料庫（DB）自動生成趨勢線及運動建議回傳給參加者。接著再根據這份資料，由教練人員針對個人提供運動指導。

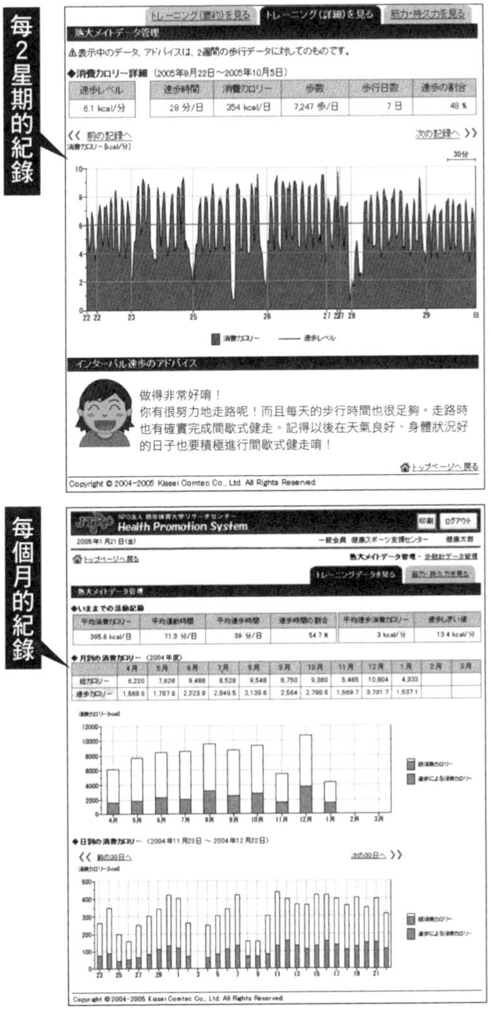

附録－圖4　回饋給參加者的趨勢圖

上圖為1星期份的步行紀錄。鋸齒狀的突起表示快步走時的能量消耗量，橫線表示各自的快步走目標水準。參加者的間歇式健走訓練目標為快步走1天走15分鐘以上，一星期走4天以上，整星期合計的快步走時間為60分鐘以上。結果由伺服器電腦自動分析，滿足一定標準的話就會給予誇獎。另外，如下圖所示，也會將每年、每個月的訓練成績圖表化後提供給參加者。

像一樣，事先設定好參加者在超過評估標準時給予一個笑臉，圖中是男性會員專用，如果是女性會員的情況則圖像會是男性。而如果未達到評估標準的話，這些圖像也不會出現憤怒的表情，反而會出現困擾的臉，企圖引起參加者的同情。還有參加者們互相向同伴展示自己的這些成績的時候，也可以對彼此造成刺激，這些爲了讓間歇式健走能夠長久持續下去的小手法，其實都擁有很大的意義。

然後是每六個月一次的體力測定與血液檢查，讓參加者確認自己努力的成果。參加者在知道自己的成果後，會產生想要更加努力的決心，讓運動更能持續下去。本書所介紹的間歇式健走效果，就是利用這個系統驗證出來的。如果是在健身房使用運動器材的訓練系統，因爲會面臨到經費等問題，要想得到這樣的結果是很不容易的。

就這樣，我們成功確立了一個便宜又可讓人接受的系統，人們不用特地前往健身房接受教練的指導，也能達到相當的運動訓練效果。

5. 利用系統了解間歇式健走之規律運動比率

是什麼因子會影響到規律運動比率呢？實際上，關於這個問題的研究十分稀少，其原因只要稍微思考應該就可以知道。舉例來說，我們從一九九七年開始的數年間，每年以一百名松本市的中高齡者爲對象，開始「一天一萬步」的走路活動，那個時候我們會發給每位參加者一本日誌，請他們將每天走的步數記錄下來。然後，爲了回收這些日誌，每個月會在市中央體育館舉辦一次排球比賽等活動，請參加者攜帶日誌，交回當月份的資料後再請市公所的職員將資料內容輸入電腦內。

要輸入一百個人三十天份的步行資料，這個作業是非常辛苦的。而且一個月由市政府舉辦一次的活動如果不夠吸引人的話，參加者就不會回來集合，也不會按照指示走路。換句話說，連同負責工作人員的能力在內，服務的內容也會左右規律運動比率。所以想要研究影響規律運動比率的因子是非常困難的，而這一點，在前往健身房進行運動器材訓練時也是一樣。

另一方面，我們所開發的「遠距型個人運動處方系統」，卻能夠漂亮地解決這個課題。在這裡我再整理一次我們的系統內容：

（1）參加者在腰上配戴「熟大 Mate」，以三階段漸進式步行進行體力測定，測出最大體力（最大攝氧量）。

（2）在熟大 Mate 上將最大體力的百分之七十設定爲目標值，反覆進行超過最大體力標準的快步走與慢步走各三分鐘，在訓練人員的指導下學會如何間歇式健走。

（3）此後，每個人各自在腰上配戴熟大 Mate，在自己喜歡的時間、喜歡的地方，與喜歡的同伴一起進行間歇式健走，一天走三十分鐘（快步走、慢步走各三分鐘，總共走五組）以上，每星期重複四天以上。而熟大 Mate 內也設定了在健走的時候，每三分鐘會發出響鈴提醒運動者要改變速度，且最近一次的快步走如果超過個人的目標値時也會發出恭喜的音樂。

（4）每個月一次，參加者前往附近的資料傳送處（地方政府的話爲地區公民會館，企業內則是健康管理室之類的地方），將存在熟大 Mate 內的步行紀錄傳送到信州大學的伺服器電腦內。

（5）數據傳送之後，參加者會收到回傳的趨勢圖，也就是「成績單」，上面還會有伺服器電腦根據之前累積的資料庫而生成的評語建議。

（6）看到這些資料後，指導人員可對參加者個別進行運動指導。步行紀錄的趨勢圖上，會有參加者個人快步走的目標値，指導者只要檢查是否有超過目標値即可。

（7）爲了驗證間歇式健走的效果，每六個月對參加者進行一次體力測定及血液檢查，如果體力增加的話，就可以設定新的訓練目標。

就像這樣，間歇式健走其實是非常簡單的運動型態，在指導方面透過ＩｏＴ物聯網就能自動進行，因此不需要太多的人力，規律運動比率也就不太會受到指導者能力的左右。只要透過這種方式長時間追蹤大量參加者在間歇式健走的實施率，就能夠進行規律運動比率的調查。

以上，就是我們利用ＩｏＴ物聯網進行間歇式健走訓練的開發經過，以及在實用方面及研究方面的新發想。今後，透過手機專用的間歇式健走應用程式，相信一定可以將這種訓練方式推廣普及給更多的人。

附表　間歇式健走實施紀錄表（參考本書第104頁）

建議大家可以將這頁影印下來使用。還有如果可以的話，將記錄的資料輸入電腦圖表化，留下實際的成績，利用體力測定等方法確認訓練成果，可以讓間歇式健走運動持續地更久。

間歇式健走實施紀錄表

姓名

日期、星期	快步走的時間	一天內的總計時間	體重	體脂肪率	血壓（最高／最低）	身體狀況、是否有異狀
/　（　）		分鐘	kg	%	/　mmHg	
/　（　）		分鐘	kg	%	/　mmHg	
/　（　）		分鐘	kg	%	/　mmHg	
/　（　）		分鐘	kg	%	/　mmHg	
/　（　）		分鐘	kg	%	/　mmHg	
/　（　）		分鐘	kg	%	/　mmHg	
/　（　）		分鐘	kg	%	/　mmHg	
一星期總計快步走時間		分鐘	每星期之備註			

間歇式健走實施紀錄表

姓名

日期、星期	快步走的時間	一天內的總計時間	體重	體脂肪率	血壓（最高／最低）	身體狀況、是否有異狀
/　（　）		分鐘	kg	%	/　mmHg	
/　（　）		分鐘	kg	%	/　mmHg	
/　（　）		分鐘	kg	%	/　mmHg	
/　（　）		分鐘	kg	%	/　mmHg	
/　（　）		分鐘	kg	%	/　mmHg	
/　（　）		分鐘	kg	%	/　mmHg	
/　（　）		分鐘	kg	%	/　mmHg	
一星期總計快步走時間		分鐘	每星期之備註			

「間歇式健走」免費體驗版

智慧手機專用應用程式（iPhone版）

＊Android版應用程式也預定在近期釋出

＊請參考本書第187頁

2019年10月當時

参考文獻、引用

能勢　博（2015）図解　「筋トレ」ウォーキング、青春出版、東京、　　　　pp1-92.
能勢　博（2016）　「早く歩く」人は、体も心も超健康！、三笠書房、東京、pp1-198
能勢　博（監修）（2016）「メリハリ速歩」がいい！、こう書房、東京、pp1-186.
能勢　博（2017）もう山でバテない！「インターバル速歩」の威力、山と渓谷社、東京、pp1-207.
能勢　博（2017）見た目も体も10歳若返る　リズムウォーキング、青春出版、東京、pp1-171.

【圖的引用】

圖1-2：吉崎和男：筋運動のエネルギー、「やさしい生理学」改訂第6版、南江堂、pp200-204, 2011
圖1-4：首都大学東京体力標準値研究会編、新・日本人の体力標準値　II、不昧堂出版、東京、p325、2007
圖1-5：Astrand et al. ：Textbook of Work Physiology, p343, McGraw-Hill, 1986.
圖1-7：Handschin C, and Spiegelman BM：Nature 454：463-469, 2008.
圖1-8a：能勢　博：山に登る前に読む本、講談社、東京、p181, 2014.
圖1-9、圖1-10：Rowell JB：Human Circulation Regulation during Physical Stress, Oxford Univ Press, NY, pp137-173, 1986.
圖1-11：Mack G et al.：J Appl Physiol 63：105-110, 1987.
圖1-13：Okazaki K et al. ：J Appl Physiol 93：1630-1637, 2002.
圖2-1、圖2-2：Nemoto K et al.：Mayo Clinic Proceedings 82：803-811, 2007.
圖2-4、圖2-5、圖2-6：Morikawa M et al. ：Br J Sports Med 45：216-224, 2011.
圖2-8：能勢　博：平成17年度　厚生労働省科学研究補助金（長寿科学総合研究）総括報告書、
圖2-9：岡崎和伸ほか：体育の科学　58：51-57, 2008.
圖2-11：Zhang Y et al.：Int J Sports Med 36：769-775, 2015.
圖2-14、圖2-15：Masuki S et al.：Mayo Clinic Proceedings doi：10.1016/j.mayocp.2019.04.039
圖2-16、圖2-17、圖2-18、圖2-19、圖2-20：Masuki S et al.：J Appl Physiol 118：595-603, 2015.
圖2-21：Masuki S et al.：J Physiol 591：3651-3665, 2013.
圖2-22：Pedersen BK：J Physiol 587：5559-5568, 2009.
圖3-1、圖3-2、圖3-3：Masuki S et al.：J Appl Physiol 120：87-98, 2016.
圖3-5：Suzuki H et al.：Sci Rep 8：7151, 2018.
圖3-6：Okazaki K et al.：Scand J Med Sci Sports 23：e286-e292, 2013.
圖3-7：Masuki S et al.：PLoS ONE 12：e0176757, 2017.
圖3-8：Uchida K et al.：Med Sci Sports Exer 50：151-158, 2017.
圖3-9：Kataoka Y et al.：J Appl Physiol 121：1021-1031, 2016.
圖3-10：Nose H et al.：J Appl Physiol 69：609-616, 1990.
圖3-11：Okazaki K et al.：J Appl Physiol 107：770-779, 2009.
圖3-12、圖3-13：Goto M et al.：J Appl Physiol 109：1247-1255, 2010.
圖3-14、圖3-15、圖3-16、圖3-17：Handa et al.：Eur J Appl Physiol 116：203-215, 2016.
圖3-18A、B：Morishima et al.：PLoS ONE 9：1-9, 2014.
圖3-19：Tanabe et al.：Int J Biometeorol 62：643-654, 2018.
圖3-20：能勢　博：平成17年度　厚生労働省科学研究補助金（長寿科学総合研究）総括報告書
附錄-圖2：Nemoto K et al.：Mayo Clinic Proceedings 82：803-811, 2007.
附錄-圖3：Nose H et al.：J Physiol 587：5569-5575, 2009.

【間歇式健走遠距型個人運動處方系統相關】

平成17年度　経済産業省　電源地域活性化先導モデル事業「熟年体育大学リサーチコンソーシアム（JTRC）調査報告書」（2006）．

Nose H et al.（2009）Beyond epidemiology：field studies and the physiology laboratory as the whole world. J. Physiol 587：5569-5575.

Yamazaki T et al.（2009）A new device to estimate VO2 during incline walking by accelerometry and barometry. Med Sci Sports Exerc 41：2213-2219.

増木静江（2019）IoTを活用した大規模個別運動処方のための携帯端末アプリの開発　In：平成30年度 AMED ICT 関連事業　成果報告会　抄録集

【其他引用的論文】

Mack GW et al.（1987）Diminished baroreflex control of forearm vascular resistance in physically fit humans. J Appl Physiol 63：105-110.

Kamijo Y et al.（2011）Skin sympathetic nerve activity component synchronizing with cardiac cycle is involved in hypovolemic suppression of cutaneous vasodilation in hyperthermia. J Physiol 589：6231-6242, 2011.

Masuki S et al.（2013）Voluntary locomotion linked with cerebral activation is mediated by vasopressin Vla receptors in free-moving mice. J Physiol 591：3651-3665.

【一般参考文獻、引用】

〈専門書〉

医科生理学展望（6版）（1975）、丸善、東京

温熱生理学（1981）、理工学社、東京

Rowell LB（1985）Human Circulation Regulation during Physical Stress, Oxford University Press, Oxford, pp137-173.

Astrand et al.（1986）Textbook of Work Physiology, MacGraw-Hill, NY.

運動処方の指針（原著第7版）（2006）南江堂、pp1-383.

Pedersen BK and Saltin B（2006）Evidence for prescribing exercise ad therapy in chronic disease, Scandinavian J of Med & Sci in Sports, 16：3-63.

やさしい生理学（改訂第6版）（2011）、南江堂、東京

Masuki S et al（2017）Interval walking training can increase physical fitness in middle-aged and older people. Exerc Sport Sci Rev 45：154-162.

Nose H et al（2018）Interactions between body fluid homeostasis and thermoregulation in humans. In：Handbook of Clinical Neurology, ed. by Romanovsky AA, Elsevier, Oxford, 156：417-429.

標準生理学（第9版）（2019）、医学書院、東京

〈一般書〉

能勢　博　ほか（2003）熟年体育大学実践マニュアル、オフィスM、長野市、pp1-79.

能勢　博（2013）「歩き方を変える」だけで10歳若返る、主婦と生活社、東京、pp1-193.

能勢　博（2014）山に登る前に読む本、講談社ブルーバックス、講談社、東京、pp1-190

能勢　博（2015）「筋トレ」ウォーキング、青春出版、東京、pp1-181.

能勢　博（2015）「寝たきり」が嫌ならこのウォーキングに変えなさい、朝日新聞出版、東京、pp1-93.

Kataoka Y et al.（2016）Effects of hypervolemia by protein and glucose supplementation during aerobic training on thermal and arterial pressure regulations in hypertensive older men. J Appl Physiol 121：1021-1031.

Masuki S et al.（2016）Impact of 5-aminolevulinic acid with iron supplementation on exercise efficiency and home-based walking training achievement in older women. J Appl Physiol 120：87-96.

Masuki S et al.（2017）Effects of milk product intake on thigh muscle strength and nfkb gene methylation during home-based interval walking training in older women：A randomized, controlled pilot study. PLoS ONE 12：e0176757.

Uchida K et al.（2018）Interval walking training and nutritional intake to increase plasma volume in elderly. Med Sci Sports Exerc 50：151-158.

【關於運動處方效果的分子機制】

Handschin C and Spiegelman BM（2008）The role of exercise and PGC1a in inflammation and chronic disease, Nature 454：463-469.

Nakajima K et al.（2010）Exercise effects on methylation of ASC gene. Int J Sports Med 30：1-5.

Masuki S et al.（2010）Vasopressin Vla receptor polymorphism and high intensity interval walking training effects in middle-aged and older people. Hypertension 55：747-754.

Zhang Y et al.（2015）NFκB2 gene as a novel candidate that epigenetically responds to interval walking training. Int J Sports Med. 36：769-775.

【間歇式健走臨床應用相關】

市原靖子　（2006）インターバル速歩トレーニングの介護予防への応用、信州大学大学院医学系研究科医科学修士課程論文

森川真悠子ほか（2010）中高年女性におけるインターバル速歩トレーニングと骨粗鬆治療薬の併用効果、体力科学 59：905.

Karstoft K et al.（2013）The effects of free-living interval walking training on glycemic control, body composition, and physical fitness in type 2 diabetic patients, Diabetes Care 36：228-236.

Morishima Y et al.（2014）Effects of home-based interval walking training on thigh muscle strength and aerobic capacity in female total hip arthroplasty patients：A randomized, controlled pilot study. PLoS ONE 9：e108690.

Karstoft K et al.（2014）Mechanisms behind the superior effects of interval vs continuous training on glycaemic control in individuals with type 2 diabetes：a randomized controlled trial, Diabeteologica 57：2081-2093.

Miyagawa et al.（2016）Peak aerobic capcity and sleep quality in middle-aged and older people [abstract]. The 6th International Sports Science Network Forum in Nagano 2016：P-05.

Handa S et al.（2016）. Target intensity and interval walking training in water to enhance physical fitness in middle-aged and older women：a randomised controlled study. Eur J Appl Physiol 116：203-215.

Suzuki H et al.（2018）Effects of 5-aminolevulinic acid supplementation on home-based walking training achievement in middle-aged depressive women：Randomized, double-blind, crossover pilot study. Sci Rep 8：7151.

Furihata M et al.（2018）Effects of 5-month interval walking training on cognitive function in elderly people [abstract]. FASEB J 32：588.10.

參考文獻、引用

【關於老年性肌萎縮症/廢用性肌萎縮症和生活習慣病】

Haskell et al.（1998）Effects of exercise training on health and physical functioning in older persons. In：The 1997 Nagano Symposium on Sports Sciences. ed. by Nose H, Nadel ER, and Morimoto T. pp399-417.

Olsen RH et al.（2014）Metabolic responses to reduced daily steps in healthy non-exercising men. JAMA 299：1261-1263.

【關於間歇式健走的健康促進效果】

Nemoto K et al.（2007）Effects of high-intensity interval walking training on physical fitness and blood pressure in middle-aged and older people. Mayo Clinic Proceedings 82：803-811.

平成17-19年度　厚生労働省科学研究費補助金　長寿科学総合研究事業「中高年健康増進のためのITによる地域連携型運動処方システムの構築　総合研究報告書」

岡崎和伸ほか　（2008）運動による介護予防システム構築の試み（1）－熟年体育大学の挑戦－　体育の科学　58：51-57.

伊藤寿満子 ほか（2008）インターバル速歩トレーニングが急性期病院に勤務する看護職員の心身に及ぼす影響　体力科学57：883.

Morikawa M et al.（2011）Physical fitness and indices of lifestyle related diseases before and after interval walking training in middle-aged males and females, Br J of Sports Med 45：216-224.

福田俊作（2011）過去に「がん」を患った方の運動処方による身体的・精神的指標の改善効果、信州大学大学院医学系研究科医科学修士課程論文

Masuki S et al.（2015）The factors affecting adherence to a long-term interval walking training program in middle-aged and older people. J Appl Physiol 118：595-603, 2015.

Tanabe A et al.（2018）Seasonal influence on adherence to and effects of an interval walking training program on sedentary female college students in japan. Int J Biometeorol 62：643-654.

Masuki S et al.（2019）High-intensity walking time is a key determinant to increase physical fitness and improve health outcomes after interval walking training in middle-aged and older people. Mayo Clinic Proceedings doi：10.1016/j.mayocp.2019.04.039

【關於運動訓練與營養補充品(乳製品)攝取的效果】

Okazaki K et al.（2009）Protein and carbohydrate supplementation after exercise increases plasma volume and albumin content in older and young men. J Appl Physiol 107：770-779.

Okazaki et al.（2009）Impact of protein and carbohydrate supplementation on plasma volume expansion and thermoregulatory adaptation by aerobic training in older men. J Appl Physiol 108：725-733.

Goto M et al.（2010）Protein and carbohydrate supplementation during 5-day aerobic training enhanced plasma volume expansion and thermoregulatory adaptation in young men. J Appl Physiol 109：1247-1255.

Okazaki K et al.（2013）Effects of macronutrient intake on thigh muscle mass during home-based walking training in middle-aged and older women, Scandinavian Journal of Medicine Science in Sports, 23：e286-e292.

【ㄗ】

【ㄘ】

【ㄙ】

【ㄚ】

【ㄧ】

【ㄨ】

【ㄩ】

【ㄓ】

【ㄔ】

【ㄕ】

【ㄖ】

索引

國家圖書館出版品預行編目資料

走路的科學：間歇式健走教您正確有效的走路，提高持久力、肌力、降三高！／能勢博著；高慧芳譯.
— 初版. — 臺中市：晨星, 2021.10
面；公分. —（知的！；182）

譯自：ウォーキングの科学

ISBN 978-626-7009-60-4（平裝）

1.運動健康 2.健行

411.712 110012882

知的！182

走路的科學
間歇式健走教您正確有效的走路，提高持久力、肌力、降三高！
ウォーキングの科学

作者	能勢博
內文圖版	さくら工芸社
譯者	高慧芳
編輯	吳雨書
封面設計	陳語萱
美術設計	曾麗香
創辦人	陳銘民
發行所	晨星出版有限公司 407台中市西屯區工業30路1號1樓 TEL：（04）23595820 FAX：（04）23550581 http://star.morningstar.com.tw 行政院新聞局局版台業字第2500號
法律顧問	陳思成律師
初版	西元2021年10月15日 初版1刷
讀者服務專線	TEL：（02）23672044 /（04）23595819#230
讀者傳真專線	FAX：（02）23635741 /（04）23595493
讀者專用信箱	service @morningstar.com.tw
網路書店	http://www.morningstar.com.tw
郵政劃撥	15060393（知己圖書股份有限公司）
印刷	上好印刷股份有限公司

掃描QR code填回函，
成爲晨星網路書店會員，
即送「晨星網路書店Ecoupon優惠券」
一張，同時享有購書優惠。

定價380元

（缺頁或破損的書，請寄回更換）
版權所有・翻印必究

ISBN 978-626-7009-60-4
《WALKING NO KAGAKU》
© HIROSHI NOSE 2019
All rights reserved.
Original Japanese edition published by KODANSHA LTD.
Traditional Chinese publishing rights arranged with KODANSHA LTD.
through Future View Technology Ltd.

本書由日本講談社正式授權，版權所有，未經日本講談社書面同意，不得以任何方式作全面或局部翻印、仿製或轉載。